Economici di Qualità
282

Michel Odent è uno degli iniziatori del movimento per la nascita senza violenza e del parto in acqua, a partire dalla sua lunga esperienza di primario nell'ospedale di Pithiviers, in Francia. Nel 1985 ha fondato a Londra il Primal Health Research Centre, un centro studi sugli effetti delle modalità del parto. Autore di volumi pubblicati in tutto il mondo, svolge attività di relatore in convegni e seminari.

www.rededizioni.it

Traduzione di Elena Speciani e Silvia Meroni
dall'originale francese *Votre bébé est le plus beau des mammifères*,
Albin Michel, Parigi

Revisione redazionale di Francesca Speciani

Prima edizione nella collana 'Piccoli e grandi' con il titolo
Il bebè è un mammifero: 1992
Prima edizione in questa collana: 2006
Nuova edizione: 2016

Stampa: LEGO Spa, Lavis (TN)

red! è un marchio Il Castello Srl
Via Milano 73/75 - 20010 Cornaredo (MI)
Tel 02 99762433 - Fax 02 99762445
www.ilcastelloeditore.it

Michel Odent

Abbracciamolo subito!

red!

Introduzione

Prefazione alla prima edizione italiana

Nel mio Paese, la Francia, che va così fiera dei suoi intellettuali, è tuttora provocatorio ricordare che i bisogni primari dell'essere umano sono, né più né meno, quelli di tutti i mammiferi, spiecie a cui l'uomo appartiene.
Ma si tratta di una resistenza specificamente francese o, più in generale, di una manifestazione della cultura latina? Ho cercato una risposta in Italia, il Paese latino per eccellenza. A più riprese, nel corso di conferenze e di seminari in diverse città italiane, ho sottolineato che siamo mammiferi. Ho sostenuto che al momento della nascita le prime esigenze da soddisfare non sono specificamente umane: il bisogno d'intimità per la donna che partorisce e accoglie il suo bambino, il bisogno di contatto pelle a pelle fra madre e figlio, il bisogno di trovare il seno seguendo tempi precisi, il bisogno di sentire l'odore della madre... E l'idea è stata accettata senza difficoltà.

Allora perché un'edizione italiana di questo libro? Lasciamo il mondo delle idee e delle parole e guardiamo obiettivamente i fatti. I bambini italiani nascono esattamente come quelli degli altri Paesi occidentali. Anche qui i bisogni fondamentali non vengono soddisfatti. Negli ospedali italiani, come in tutti gli ospedali del mondo, è difficile anche solo immaginare come rispettare il bisogno di intimità caratteristico dei mammiferi. Le percentuali di tagli cesarei sono alte. È consuetudine normale ritardare nel tempo il primo contatto tra la madre e il neonato. E i modi per disturbare l'inizio dell'allattamento non mancano.

Sono dunque i comportamenti, le pratiche quotidiane che ci danno una buona ragione per pubblicare una traduzione italiana del libro.

In realtà, quasi tutte le culture che conosciamo hanno trovato qualche sistema per disturbare il periodo che precede e che segue la nascita, come per negare i bisogni fondamentali che condividiamo con gli altri mammiferi. Per esempio si è continuato per anni a tramandare la convinzione che il colostro sia inutile, anzi pericoloso.

Se vogliamo favorire l'avvento della 'rivoluzione del colostro', non possiamo perdere nessuna occasione per ripetere, in molte lingue, che in primo luogo «siamo mammiferi».

Michel Odent, 1992

Prefazione alla seconda edizione

Confesso di aver avuto qualche difficoltà a capire quale interesse potesse avere la riedizione di un libro apparso per la prima volta nel 1990. In questi ultimi due decenni abbiamo assistito a tanti di quei progressi tecnici, scientifici e concettuali da rendere forse più urgente uno sguardo proiettato al futuro che non una rilettura di testi già superati. Una nuova occhiata ad alcuni capitoli mi ha permesso infine di capire che l'errore era stato quello di pubblicare il libro troppo presto, quando invece sarebbe stato meglio compreso se fosse rimasto per qualche anno in un cassetto.

In effetti, non si sarebbe potuto immaginare momento peggiore per sottolineare la nostra appartenenza al mondo dei mammiferi dell'epoca in cui in Francia, il mio Paese, era di moda ripetere che «il bebè è una persona». Allora sembrava quasi sconveniente ricordare il significato stesso del termine 'persona', dal latino *persona* che in origine significava 'maschera'. Il termine 'persona' indica il modo in cui l'individuo civilizzato si presenta nell'ambito sociale. Al contrario, il neonato viene al mondo senza alcuna maschera. Allo stesso modo, in un'epoca in cui cominciava ad affermarsi il concetto di 'umanizzazione' della nascita, era difficile accettare che bisognava innanzi tutto 'mammalianizzare' tale evento.

Oggi, mentre i parti – compresi quelli che avvengono in casa – sono diventati ancora più difficili rispetto a due o tre decenni fa, è quanto mai urgente cercare di riscoprire i bisogni fondamentali della donna che partorisce alla luce di concetti fisiologici ormai accettati. A titolo di significativo esempio, possiamo citare il concetto di antagonismo tra adrenalina e ossitocina. Tutti questi concetti fisiologici conducono a una conclusione molto semplice: per liberare il flusso ormonale legato al parto, una donna ha bisogno di percepire di essere al sicuro, senza sentirsi osservata. Questi bisogni fondamentali non sono specificamente umani. Le femmine di tutti i mammiferi partoriscono solo quando si sentono al sicuro. Se, nella giungla, una femmina pronta a partorire percepisce la presenza di un predatore, la paura che prova stimola la produzione di adrenalina, il cui effetto è quello di procurare l'energia necessaria alla difesa o alla fuga, ma anche quello di ritardare il parto. Allo stesso modo, tutte le femmine di mammiferi adottano particolari strategie per non sentirsi osservate mentre partoriscono.

È importante non solo riscoprire questi bisogni che appartengono a tutti i mammiferi nella fase che circonda la nascita, ma anche imparare a eliminare tutto ciò che è specificamente umano. Questo significa, per cominciare, sbarazzarsi di tutta una serie di credenze e rituali che, da qualche millennio a questa parte, hanno accentuato le difficoltà del parto nella specie umana, separando la madre dal neonato e ritardando l'inizio dell'allattamento materno. Possiamo così anticipare che, con la prova del tempo, si chiarirà il significato del capitolo 'Colostro e civiltà'. Eliminare ciò che è specificamente umano implica anche la 'messa a riposo' della neocorteccia cerebrale, la parte del cervello il cui imponente sviluppo è una caratteristica umana. Quando la neocorteccia cerebrale – sede delle funzioni intellettive – è in condizione di riposo, si allentano le inibizioni legate ai nostri condizionamenti culturali e diventiamo più simili agli altri mammiferi, che, in linea generale, hanno meno difficoltà a partorire rispetto agli umani. Questa 'messa a riposo' della neocorteccia risulta facilitata nel momento in cui la donna in travaglio è al riparo da quell'elemento specificamente umano che ha un effetto stimolante su questa parte del cervello: il linguaggio.

È perciò importante sottolineare a che punto il termine 'umanizzazione' risulti inappropriato oltre che ingannevole. Certo, per alcuni l'umanizzazione include anzitutto il concetto di compassione. Ma la compassione non è appannaggio degli umani. In compenso, tutti sono concordi nel considerare l'uso di strumenti sofisticati come una caratteristica umana. Oseremmo affermare che il grado più elevato di umanizzazione della nascita sarà raggiunto il giorno in cui il parto cesareo diventerà il modo abituale di mettere al mondo un figlio?

Nella prima edizione di questo libro alcuni accenni a recenti progressi scientifici apparivano molto attuali. Era il caso del capitolo riguardante l'ossitocina come 'ormone dell'amore'. All'epoca gli effetti comportamentali dell'ossitocina erano conosciuti solo da una ristretta cerchia di scienziati. Oggi invece il concetto di ormone dell'amore è stato ripreso, in particolare dai media, e ampiamente diffuso.
Sempre nella prima edizione avevamo discretamente inserito un breve capitolo intitolato 'Foto e video'. Oggi questo argomento meriterebbe di occupare un posto di primo piano. I nostri condizionamenti culturali sono sempre più determinati da messaggi visivi, e la prevista epidemia di video di nascite 'naturali' ha assunto proporzioni tanto inattese quanto preoccupanti. Le scene sono pressoché standardizzate. Si vede una donna nell'atto di partorire, di solito circondata da molte persone che la guardano, compreso un uomo con una videocamera. Questi parti sono presentati come 'naturali', o perché si svolgono in casa, o perché la donna è carponi, o ancora perché sta partorendo in acqua. Tuttavia l'ambiente è quanto di meno 'naturale' si possa immaginare. Il messaggio che viene trasmesso è che una donna non ha la possibilità di partorire se non è circondata da persone capaci ed energiche. Ebbene, sarebbe meglio trasmettere il messaggio opposto. Dobbiamo renderci conto che abbiamo raggiunto un grado estremo di condizionamento culturale dopo millenni di socializzazione del parto, e dopo decenni di teorie che sono alla base della maggior parte delle scuole che propugnano

il cosiddetto parto naturale. È ancora possibile ribaltare la situazione?

Abbiamo scelto di non operare alcuna revisione del testo originale. Questo libro deve pertanto essere compreso ritornando al contesto scientifico e culturale della fine degli anni Ottanta del secolo scorso. Ci siamo limitati ad aggiungere a questa nuova edizione il capitolo 'Le levatrici', originariamente pubblicato nell'edizione americana. Questo capitolo ci ha dato la possibilità di soffermarci sul ruolo materno svolto dalla *doula*. All'epoca questo termine era noto solo al grande pubblico americano, ma oggi non è più così. È utile ricordare che, secondo i primi studi condotti in Guatemala e in Texas, in origine la doula era una madre come tutte le altre, che non aveva ricevuto alcuna formazione particolare, ma che era esperta nel far nascere bambini. Il fenomeno doula poteva inizialmente sembrare un'occasione per 'demascolinizzare' il contesto in cui avveniva il parto e per riscoprire il vero ruolo della levatrice, la cui funzione era legittimata dalla sua esperienza di donna, di madre che aveva procreato. Si poteva immaginare, per esempio, che un numero crescente di donne in travaglio si recassero in un reparto maternità accompagnate da un'amica che avesse esperienza di parti, cioè una doula, piuttosto che con il padre del nascituro. In realtà le doula hanno spesso avuto tendenza a organizzarsi in modo professionale e a seguire corsi di formazione. Il messaggio iniziale è stato snaturato, al punto che si può legittimamente temere che il fenomeno doula rappresenti una vera e propria occasione mancata.

Michel Odent, 2016

Radici profonde

«Ho ricevuto, Signore, il vostro nuovo libro contro il genere umano... Nessuno ha mai impiegato più spirito nel tentativo di farci diventare bestie; a leggere il vostro libro viene voglia di camminare a quattro zampe.»

Voltaire, 30 agosto 1755. Lettera a Rousseau in risposta al *Discorso sull'origine e fondamento dell'ineguaglianza tra gli uomini.*

Un secolo prima di Darwin, il filosofo Jean-Jacques Rousseau aveva avuto il coraggio di includere l'essere umano nel mondo animale. Voltaire e gli intellettuali francesi nascosero la loro incomprensione dietro l'ironia.

Oltre cento anni dopo Darwin, Voltaire è ancora ben vivo. Lo incontro in tutte le mie incursioni in Francia. Sono davvero incursioni, perché dal 1985 abito per lo più all'estero. L'esperienza di nascite a domicilio (dopo il lavoro in ospedale) acquisita a Londra era necessaria ed è stata feconda. Come comprendere gli effetti dell'ambiente sul parto e il primo contatto tra la madre e il suo piccolo se non cambiando scenario e addirittura contesto culturale e linguistico? Dovevo completare quello che avevo imparato nell'ambito di un ospedale francese per prendere coscienza delle potenzialità autentiche della donna che partorisce e dividere quanto è fondamentale, universale, da ciò che è contingente, legato a particolarità locali. Oggi mi sento di poter riassumere così venticinque anni di ricerche: «Ho imparato che gli esseri umani sono mammiferi. Tutti i mammiferi si nascondono, si isolano per mettere al mondo la loro prole: hanno bisogno d'intimità. Per gli esseri umani è lo stesso. Bisogna riferirsi continuamente a tale bisogno d'intimità».

Affermazioni come queste sono accettate senza problemi nei Paesi di lingua inglese: sembrano dettate da puro buon senso. Invece la stessa idea espressa in Francia, pur velata da sottili precauzioni verbali, attira immediatamente repliche di costernazione volteriana. «Ma non siamo animali...», «Non siamo mica topi...», «L'essere umano, soggetto investito del linguaggio...», «La capacità di simbolizzazione...», «Far parte di un contesto culturale...», «La coscienza della nostra condizione mortale» e così via.
«*Humans are mammals*»... che banalità! «Gli esseri umani sono mammiferi»... che provocazione!

Una coscienza ecologica

Per tanti intellettuali francesi sembra molto più elegante accostarsi al fenomeno umano a partire da ciò che lo differenzia dal resto del mondo animale, ignorando la profondità delle nostre radici. Eppure molte prese di coscienza verrebbero meno represse, meno rimandate, se ci liberassimo di questa arroganza. Non trascuriamo l'eloquente lezione di umiltà venuta, 2000 anni fa, da chi ha deciso di nascere in una stalla.
Oggi che la scienza dell'ecologia insegna l'interdipendenza di tutte le forme di vita, oggi che la presa di coscienza ecologica è l'avvenimento del nostro tempo, dobbiamo imparare a staccarci dai riflessi volteriani. «Voltaire: un mondo che finisce. Rousseau: un mondo che comincia.» Questa profezia di Goethe prende tutto il suo significato quando ci si interroga sulla nascita dell'essere umano. È allora che la riscoperta delle nostre radici animali appare come necessaria, e urgente. Non è la nascita la caratteristica specifica dei mammiferi?

La nascita esiste da quando un piccolo animale, circa duecento milioni di anni fa, si è sviluppato nel ventre di sua madre prima di essere messo al mondo. Per mettere al mondo i loro figli mediante il processo del parto, le femmine dei mammiferi devono secernere determinati ormoni. Sono gli stessi che entrano in gioco quando si partorisce un essere umano, secreti dalle strutture primitive del cervello, quelle che condividiamo con tutti i mammiferi. Tali similitudini dovrebbero costituire un punto di partenza per ogni tentativo di comprendere come funziona il parto nella nostra specie.

Non è così. Al contrario, si è dato molto credito a comportamenti che poggiano su una fondamentale incomprensione dei processi fisiologici. I francesi sono responsabili degli errori più significativi. Così Fernand Lamaze, l'ostetrico francese padre della psicoprofilassi occidentale, diceva e scriveva che una donna deve imparate a partorire esattamente come impara a parlare, a leggere o a nuotare. Queste false strade hanno lasciato la loro traccia in tutto il mondo e, col tempo, hanno portato alla crisi.

«Immaginate,» scriveva un ostetrico americano, «che una donna apprenda, con un preavviso di nove mesi, che verrà gettata in acqua. Credo bene che utilizzerà l'intervallo per imparare a nuotare.» È così che generazioni di donne incinte sono state 'preparate' al parto.

Il parto: un processo involontario

Vedere il parto come un processo involontario che mette in gioco le strutture primitive del cervello, quelle particolarmente sviluppate nei mammiferi, è in contrasto con il luogo

comune secondo il quale la donna impara a partorire. Questa interpretazione permette inoltre di capire che non si può aiutare attivamente una donna a partorire. Non si può aiutare un processo involontario. Si può solo cercare di disturbarlo il meno possibile.
In tutto il mondo ci sono donne che cercano di correggere l'atteggiamento 'intellettuale' predominante. La forma di reazione più concreta è stata quella adottata, nei Paesi di lingua inglese, dalle *childbirth educators*, le educatrici prenatali. Sono in primo luogo madri, senza diplomi particolari: dopo aver messo al mondo i propri figli sentono il bisogno di far profittare altri della loro esperienza. Organizzano incontri, spesso in casa propria. In genere non si impicciano di basi teoriche, anche quando credono utile affidarsi a questa o quella scuola. L'atteggiamento di molte di loro oggi si avvicina più al termine educazione che alle parole preparazione e insegnamento: in una società caratterizzata da piccole famiglie nucleari e dalla nascita in ospedale, soddisfano le esigenze sociali delle donne incinte, il loro bisogno di incontrare altre donne incinte, altre madri, altri neonati. Esercitano il ruolo educativo che toccava tradizionalmente alla madre, alle zie, alle donne della generazione precedente. Colmano il fossato, caratteristico del nostro tempo, che tende a separare due generazioni di madri.

«Non farti vedere»

Ho conosciuto negli Stati Uniti donne impegnate in movimenti per una nascita diversa che esercitano a loro modo una funzione educativa, anche se non si attribuiscono questo titolo. La storia di una di queste donne merita di essere raccontata.

Quando era una ragazzina, viveva nella fattoria dei suoi genitori, nel Nord Dakota. Suo padre, che le aveva affidato la responsabilità della nascita dei maialini, le aveva detto: «Non farti vedere. Passa inosservata. Se la scrofa si sente osservata il parto è più lungo, più difficile, più pericoloso, e dopo la nascita c'è il rischio che la madre si disinteressi dei porcellini o addirittura diventi aggressiva. Però, sempre tenendoti nascosta, cerca di sapere che cosa sta succedendo. A volte le scrofe, dopo aver messo al mondo otto, dieci o più porcellini tutti insieme, possono trascurarne uno, o soffocarlo per disattenzione. Solo in questo caso bisogna saper intervenire». Quando la ragazzina è diventata adulta ha avuto dei bambini. Si è ritrovata in un ospedale per esseri umani, su un lettino ostetrico, circondata da esperti che le dicevano di spingere o di non spingere, di respirare in un modo o in un altro. Ha scoperto che quella gente non sapeva niente del parto e ha capito il valore della lezione avuta da suo padre. È così che ha cominciato a organizzare seminari, incontri, conferenze per far cambiare le condizioni della nascita. È per questo che ho visitato il Nord Dakota.

Domande semplici, risposte difficili

Molte educatrici, che si sono preparate indipendentemente dalla formazione 'convenzionale', hanno accumulato nel corso degli anni un enorme potenziale critico e creativo, ancora latente, non realizzato. I Paesi che hanno toccato l'assurdo per le loro percentuali di parti cesarei e l'acutezza della loro crisi medico-legale, sono anche, paradossalmente, quelli che oggi sono più pronti a una rimessa in causa radicale.

In Francia le educatrici della nascita sono quasi completamente sconosciute. Diplomati ufficialmente competenti monopolizzano una 'preparazione' rimborsata dall'assistenza sociale. Mancanza di educatrici prenatali, atteggiamento intellettuale che isola eccessivamente l'essere umano all'interno del mondo animale: due manifestazioni, due interpretazioni e anche due simboli dell'incapacità di fare domande semplici. Bisogna uscire dalla Francia per capire le nostre difficoltà specifiche.

L'alba dell'era post-elettronica

Tra gli anni Settanta e gli anni Novanta, la maggior parte dei neonati occidentali è nata in un ambiente elettronico. Gli ostetrici avevano avuto un'intuizione: se avessero potuto registrare senza interruzioni le pulsazioni del cuore del bambino durante il parto con un mezzo elettronico, si sarebbero trovati nella situazione ideale per intervenire immediatamente in caso di pericolo. In questo modo erano certi di aumentare il livello di sicurezza. Purtroppo si trattava di una pura intuizione, non sostenuta da un approccio scientifico.

Molti fatti suggeriscono che potremmo trovarci alla fine di questa era elettronica ed essere a una svolta nella storia della nascita. Una svolta è l'espressione di un cambio di direzione individuabile con esattezza: propongo la data del 12 dicembre 1987. Quel giorno è stato pubblicato un importante articolo su 'Lancet', una delle riviste mediche più autorevoli del mondo. L'articolo riuniva otto studi condotti in Australia, negli Stati Uniti e in Europa relativi a decine di migliaia di nascite: l'obiettivo era il confronto fra gruppi di donne che partorivano con l'aiuto di un dispositivo elettronico di monitoraggio e gruppi di donne che partorivano senza questa assistenza (il battito del cuore del bambino veniva ascoltato a intermittenza da un'ostetrica). La maggior parte di questi studi era già stata pubblicata, ma la conclusione d'insieme fu che l'aumento nel numero di parti cesarei e nell'uso del forcipe era stato il solo effetto statisticamente significativo dell'uso dell'elettronica. Non c'era nessuna differenza fra i due gruppi quando si confrontava il numero dei neonati viventi e dei bambini nati in buona salute. L'interpretazione più logica è che l'uso del monitoraggio elettronico durante il parto sia pericoloso. Rende il parto più difficile. Bisogna salvare più bambini, con più interventi. Grazie alla letteratura medica più seria, oggi questi fatti sono conosciuti in tutto il mondo. Resta ancora da fare il passo successivo: prenderne atto.

Gli effetti dell'ambiente sul parto

La riduzione dei tassi di mortalità nel periodo che precede e che segue la nascita, evidente già all'inizio del XX secolo e sempre più accentuata negli ultimi cinquant'anni, dev'essere allora attribuita a fattori diversi dall'invenzione del monitoraggio. Non c'è più nessuna scusa, oggi, per obbligare i neonati a nascere in un ambiente elettronico. È venuto il momento di interrogarsi sugli effetti dell'ambiente rispetto allo svolgimento del parto e al primo contatto fra la madre e il bambino. È venuto il momento di porre domande semplici e nuove, di preparare l'era post-elettronica.
Per molti medici sono fatti difficili da integrare tra le proprie convinzioni e le proprie priorità. Per certe ostetriche, per molte donne, e anche per alcuni medici, invece sono elementi che confermano l'evidenza. All'inizio degli anni Settanta io stesso sollecitai l'acquisto di un monitor elettronico nell'ospedale di Pithiviers pensando che, in determinate circostanze, un supplemento d'informazioni avrebbe forse permesso di evitare qualche taglio cesareo inutile. Dopo tre mesi di prova Domi-

nique, una delle ostetriche più esperte del gruppo, ha pronunciato il suo verdetto: «Questa baracca è buona solo a far crescere il numero dei cesarei». Se il bisogno d'intimità, il bisogno delle donne di non sentirsi osservate e controllate fossero stati compresi, gli effetti del monitoraggio avrebbero potuto essere previsti e il miraggio elettronico evitato.
Quando si studia per diventare ostetriche o medici, si è portati a rispondere a determinate domande. E si è portati anche a evitarne altre... esattamente quelle che vanno poste oggi: quali aspetti ambientali possono inibire la donna, disturbare il primo contatto fra lei e suo figlio, interferire con l'inizio dell'allattamento?

Lo studio degli altri mammiferi

È proprio il tipo di domanda che abbiamo imparato a evitare, domanda chiave, semplice e nuova, che si impone in questo periodo di transizione. Traduciamola in linguaggio medico, e magari in materia d'esame: «Fattori ambientali inibitori del processo del parto». Mai nessuno studente di medicina ha dovuto rispondere a questa semplice domanda. E come avrebbe potuto rispondere? Non c'è neppure un trattato che possa aiutarlo sul tema. Almeno, non fra i trattati che studiano la specie umana. D'altra parte il nostro studente in medicina potrebbe trarre ispirazione dalle informazioni raccolte da scienziati che hanno studiato la nascita di altri mammiferi. Loro sì che hanno cercato e trovato la risposta alla nostra domanda, così come la formuliamo. I lavori più significativi sono quelli di Niles Newton, dell'Università di Chicago, che ha dedicato una parte della sua carriera, durante gli anni Sessanta, a studiare gli effetti dell'ambiente sulla nascita dei mammiferi.
Il suo animale preferito era il topo. La studiosa cercò di analiz-

zare i fattori che possono rendere i parti più lunghi, più difficili e pericolosi. Leggendo la sua opera si imparano i sistemi più efficaci per aumentare le difficoltà del parto. Uno dei trucchi è mettere la femmina in travaglio in un luogo che non le è familiare, cioè in un luogo dove non può sentire né vedere quello che sente e vede nella vita quotidiana. Un altro trucco è trasportare la futura mamma da un posto all'altro durante il parto. Una terza esperienza ha mostrato che una gabbia di vetro trasparente aumenta le difficoltà. È un modo elegante per dimostrare che i mammiferi hanno bisogno di nascondersi per mettere al mondo la loro progenitura. Hanno bisogno di intimità.

Il bisogno di intimità

Dopo aver studiato per qualche decennio gli effetti dell'ambiente sulla nascita dei neonati umani, posso affermare che tutte le conclusioni di N. Newton si possono applicare alla nostra specie. È stato grazie alla sua opera che ho cominciato a interpretare in modo nuovo molti dei comportamenti umani che vengono spesso osservati nel periodo vicino alla nascita e ad impadronirmi del suo vocabolario, per esempio a proposito del 'riflesso di eiezione del feto'. Quando confronto lavori di scienziati come N. Newton con quello che ho imparato per esperienza sul parto negli esseri umani, tutti i dubbi spariscono: siamo mammiferi. Bisogna riguadagnare il tempo perduto con l'ossessione per le differenze. Non dobbiamo vergognarci di ammettere che gli altri mammiferi ci possono aiutare a riscoprire quello che abbiamo dimenticato. E quello che le culture umane hanno dimenticato o vogliono dimenticare è il bisogno di intimità della donna che partorisce e che accoglie il suo bambino.

Proteggersi dai membri del proprio gruppo

D'altra parte non è indispensabile riferirsi alle esperienze di scienziati della fine del XX secolo per individuare il bisogno di intimità durante il parto. Questo è un punto comune osservato da lunga data sia tra i mammiferi che mettono al mondo neonati già maturi e autonomi come il vitello o l'agnello, sia tra quelli che mettono al mondo neonati immaturi, come il topo. Per esempio la pecora, che vive nel gregge, si separa dal gruppo quando la nascita è imminente. La pecora delle Montagne Rocciose cerca i luoghi più inaccessibili della montagna e può isolarsi così per giorni e notti, senza bere né mangiare, aspettando il parto. La bertuccia della specie Rhesus lascia il gruppo, va ai confini della foresta e si nasconde lì. Quando allontanarsi è impossibile, certe femmine di mammiferi trovano comunque il mezzo di isolarsi. La femmina del topo, che è una specie di roditore notturno, partorisce di giorno. La giumenta, che di solito pascola di giorno, partorisce di notte. Si impone una domanda: perché i mammiferi si nascondono e si isolano per partorire? Perché questo bisogno generale di intimità? Certo non è per proteggersi da specie animali pericolose, da predatori. Se la priorità fosse quella, restare in gruppo sarebbe la regola. Le femmine si nascondono per proteggersi dai membri del proprio gruppo. E perché questo avviene? Tale quesito è all'origine di questo libro. Una domanda troppo importante per rispondere subito. Torniamo prima alle preoccupazioni pratiche, proprie dell'uomo di questo inizio di secolo.
La donna che partorisce può trovare un'atmosfera di intimità in un ospedale? Com'è possibile? L'avvento dell'era post-elettronica dipende da questa domanda preliminare.

L'ospedale di domani

I centri per la nascita in futuro avranno pochi punti in comune con i servizi ostetrici dell'era elettronica. Evidentemente saranno aggregati a un ospedale, cioè a una struttura in cui, a ogni ora del giorno o della notte, un'équipe medico-chirurgica sarà pronta a mettersi a disposizione delle donne e delle ostetriche qualora la straordinaria operazione chiamata taglio cesareo si rendesse improvvisamente necessaria. Il cesareo, realizzato con le tecniche attuali e con le moderne condizioni di anestesia, costituisce infatti il maggior progresso contemporaneo nell'ambito della nascita. È il progresso da preservare. È l'operazione di salvataggio per eccellenza. Tutte le équipes chirurgiche d'urgenza dovrebbero essere addestrate a praticarla. Ma bisogna impedire che diventi il modo normale di nascere. Non deve essere un alibi per l'ignoranza dei processi normali, fisiologici.

Un luogo familiare

Come coltivare un'atmosfera di intimità nei centri di maternità? È possibile che le madri non si sentano osservate, controllate? In che modo?

Tutti sanno che è più facile avere un'impressione di intimità in un posto familiare. Tutti, anche quelli che ignorano la nostra condizione di mammiferi e le esperienze sul topo! La prima preoccupazione dovrebbe essere allora quella di aiutare la futura madre a familiarizzarsi con il luogo di nascita, a sentirsi lì come a casa propria. Non basta imparare, durante una visita guidata, dove sono la stanza dell'ostetrica, la sala parto o la stanza della televisione. Perché un luogo diventi familiare bisogna andarci, e tornarci, farci qualcosa. E preferibilmente qualcosa di bello. Chiunque in futuro vorrà dare la precedenza al bisogno di intimità cercherà per prima cosa di individuare attività adatte alle future madri facilmente attuabili in un centro di nascita. L'importante è porsi le domande. Si troveranno risposte diverse secondo i locali, l'epoca, il tipo di popolazione, la personalità e i gusti degli animatori.

Trovarsi a cantare

La risposta più adatta alla Maternità di Pithiviers (Orleans, dove ho lavorato a lungo) è stato l'incontro intorno al pianoforte, per cantare. È facile riunirsi per cantare, è piacevole e costa poco. È stato calcolato che il prezzo di un monitor elettronico basterebbe per comprare una dozzina di pianoforti (d'occasione).

Si potrebbero fare lunghe dissertazioni su questi gruppi di canto. Si può vedere il canto come un esercizio respiratorio. Lo si può considerare un bisogno umano fondamentale, transculturale, difficilmente soddisfatto nel nostro tempo, di televisione e di cantanti più o meno professionisti. Si può analizzare il canto dal punto di vista del feto, il cui senso vibratorio matura presto e ha bisogno di stimoli. La popolarità del canto corale ci ricorda che l'essere umano è un animale sociale e che i bisogni sociali delle gestanti e delle madri nella nostra società vengono soddisfatti in controtempo: le donne incinte e le donne che allattano si trovano isolate proprio quando hanno bisogno di un sostegno sociale forte mentre la partoriente viene circondata da tre o quattro persone, proprio quando esige riservatezza.

Affezionarsi

Ma torniamo al bisogno di intimità. Quando si condividono emozioni e non solo idee, sia che si canti o che si danzi, ci si affeziona anche ai luoghi. Gli ambienti, e non solo le persone, diventano vita familiare. Retrospettivamente non riesco a immaginare attività più adatta del cantare insieme per trasformare le immagini mentali associate alla parola ospedale, a condizione che i membri dell'équipe (ostetriche, medici, infermiere, segretaria) si mescolino a genitori, neonati, bambini e nonni.

Un territorio unico

Il giorno del parto moltissimi sono i fattori legati al concetto di intimità. Quando una donna arriva in travaglio alla Maternità, l'ideale sarebbe che occupasse immediatamente quello che sarà il suo 'territorio' durante il parto e nelle ore che seguono il parto.
Così come i topi di Niles Newton hanno un travaglio più lungo, difficile e rischioso se sono trasportati da un luogo all'altro, così tutte le ostetriche sanno che inibiscono il parto dicendo alla donna che è venuto il momento di lasciare la stanza per andare in sala parto. Quando una donna mette al mondo il suo

bambino in ospedale, deve passare almeno per tre ambienti diversi: casa sua, dove comincia il travaglio; l'auto, per raggiungere il luogo del parto, e infine la Maternità. Ho visitato negli Stati Uniti un ospedale in cui gli ambienti per il parto erano ispirati a quelli di Pithiviers. Erano in numero sufficiente perché ogni futura madre potesse andarci direttamente e restarci fino all'arrivo del neonato e anche dopo. La 'sala selvaggia' di Pithiviers è spesso stata descritta e imitata. A metà degli anni Settanta era una novità, per un ospedale, preparare una stanza dove dominassero i colori marrone e crema, dove non ci fosse mobilio medico, né letto, né lettino ostetrico. Forse non ho insistito abbastanza su particolari di cui ho capito meglio l'importanza in seguito con l'esperienza delle nascite in casa. Sembra un paradosso affermare che le persone più adatte ad attrezzare l'ospedale di domani sono quelle che hanno esperienza di nascite in casa, ma è così per esempio che mi sono reso conto, di recente, dell'importanza delle dimensioni del locale.
Anche questo ci riporta ai mammiferi, che di solito cercano un angolino, un piccolo spazio.

Un 'angolino' per partorire

È più facile avere un'impressione di intimità in uno spazio piccolo. A casa propria è attraente l'idea di preparare lo spazio per la nascita, di sceglierlo in anticipo (non fosse altro che per proteggere il tappeto). Ma molto spesso la madre partorisce in un ambiente che non aveva previsto. E sempre il più piccolo spazio possibile: per esempio la camera di un bambino o la stanza da bagno. E la doccia ancor più del bagno. Forse perché la doccia obbliga a stare in un piccolo spazio. Una donna mi ha detto: «Vorrei tanto partorire in un armadio a muro».

Una coppia aveva ricoperto di teli di plastica il bel tappeto di una bella, grandissima stanza da letto. All'ultimo momento la partoriente si è precipitata in un angolino isolato, dietro il pianoforte, si è aggrappata a un attaccapanni e ha espulso in una sola contrazione un neonato di più di quattro chili... sull'unico metro quadrato di tappeto non protetto! Ho visitato in Italia una sala parto che era la replica ingrandita di quella di Pithiviers: l'atmosfera era diversa, francamente inibitrice.
È più facile partorire in un ambiente piccolo o in uno grande? Ecco il tipo di domanda semplice, nuova e fruttuosa che ci collega di nuovo al mondo dei mammiferi.

Il disordine

Con l'esperienza un altro particolare mi è parso più importante di quanto immaginassi: il disordine rinforza l'impressione di intimità. Dopo la visita a un servizio ostetrico in compagnia della levatrice, cercavamo, sulla strada del ritorno, di capire perché ci eravamo sentiti a disagio. C'era una spiegazione semplice: era tutto perfettamente in ordine. A Pithiviers spesso facevo un giro di controllo, in particolare nella stanza del parto, soltanto per mettere un po' di disordine. A quel tempo lo facevo solo per intuizione e con discrezione. Oggi ho il coraggio di parlarne. Quando vengo chiamato per una nascita a domicilio e mi sento subito come a casa mia, so perché: c'è un po' di disordine.

Il buio

Ambiente piccolo, angolino, qualche oggetto in disordine... aggiungete un altro dettaglio e vi ritroverete in un altro mondo, se il vostro punto di riferimento è la sala travaglio dell'epoca elettronica. Ancora una volta si tratta di riscoprire quello che la maggior parte dei mammiferi avverte: non ci si sente osservati quando si è al buio. La maggior parte delle femmine dei mammiferi cerca un angolo oscuro per mettere al mondo la sua progenitura. Perfino certe ostetriche abituate alla nascita in casa, preoccupate prima di tutto di non disturbare il corso del parto, sottovalutano l'influenza della penombra. E invece l'oscurità potrebbe essere ancora più importante per la nascita degli umani che per la maggior parte degli altri mammiferi.

Un processo guidato dal cervello

Il processo del parto è guidato dal cervello e in particolare dalla sua struttura arcaica che abbiamo in comune con tutti gli altri mammiferi. È questa parte primitiva del cervello a secernere gli ormoni necessari per produrre contrazioni uterine efficaci, ma come nel corso di qualunque avvenimento della vita sessuale, l'attività di questa parte del cervello può essere facilmente bloccata. Le inibizioni vengono dalla parte più evoluta del cervello, la neocorteccia, che presiede alle capacità 'scientifiche' e razionali, al linguaggio. La secrezione degli ormoni necessari allo svolgimento normale del parto si accompagna dunque a una riduzione di attività corticale. Ecco perché, a un certo stadio del parto cosiddetto fisiologico, la donna spesso dà l'impressione di regredire, di tagliarsi fuori dal mondo, di partire per un altro pianeta. Cambia il suo stato di coscienza e questo mutamento è necessario per l'equilibrio ormonale. Viceversa si può fermare il progredire di un parto semplice-

mente chiedendo alla partoriente il numero della sua tessera sanitaria, cioè stimolando la sua neocorteccia.
Anche la luce è un potente stimolatore corticale e il senso visivo il più 'intellettuale' dei sensi. Lo si deduce misurando l'attività del cervello per mezzo dell'encefalogramma. Questo permette di valutare l'importanza dell'oscurità durante il parto. Probabilmente l'oscurità è ancora più importante durante il parto della donna che durante quello di altri mammiferi, dato che l'essere umano è caratterizzato da un enorme sviluppo della neocorteccia, ovvero della parte del cervello capace di inibire i processi istintivi, involontari.

La fragilità dell'istinto

È lo sviluppo corticale che rende tutti i comportamenti umani istintivi così fragili, e influenzabili dall'ambiente. È anche vero che non occorrono lunghe spiegazioni per capire che tirando le tende si rinforza l'impressione d'intimità.
Rendere familiari gli ambienti, tener conto delle dimensioni della sala parto, conoscere le virtù del disordine e dell'oscurità sono imperativi facili da rispettare. Basta essere consapevoli della loro importanza. Sono imperativi cui ci si può adattare dall'oggi al domani, in qualsiasi reparto ostetrico già esistente.

Progetti futuri

Naturalmente una visione a lungo termine provoca altre domande. Che cosa suggerire agli architetti che costruiranno i centri di nascita dell'avvenire? Quali saranno le dimensioni ideali? Pochi grandi centri capaci di accogliere migliaia di neonati all'anno o molti piccoli centri dove le nascite si conteranno a centinaia? Sarà il caso di preferire le forme arrotondate o quelle angolari?

Nell'epoca del cemento anche gli ambienti dove si nasce sono costruiti con materiali industrialmente sintetizzati. Forse nel futuro si preferiranno materiali organici, l'argilla, il legno o almeno i buoni, vecchi mattoni... materiali che respirano, capaci di far passare all'esterno l'umidità interna e viceversa. Forse ci preoccuperemo dell'ambiente elettromagnetico: vale a dire non solo dei materiali da costruzione e della situazione geofisica, ma anche della posizione della Maternità rispetto a una linea ferroviaria elettrificata o ai cavi dell'alta tensione.

Una nuova generazione di architetti comincia a mettere in evidenza le interazioni di un edificio, non solo con il proprio ambiente, ma anche con le persone che ci vivono e ci lavorano. Certe costruzioni dal XX secolo in poi possono avere di per sé un effetto nefasto sulla salute dei loro occupanti. Si comincia infatti a parlare della 'sindrome da edificio malato'.
L'importante è porre le domande. Le risposte verranno.

Su un altro pianeta

Come cambierà l'ambiente umano nei posti in cui si nasce? Visto che la parola intimità significa quel che si prova quando non si è o non si sa di essere osservati, siamo nel cuore del problema.
La maggior parte dei mammiferi sistema la questione nel modo più semplice che esista: si nasconde, si isola.
Sembra che, in tante culture lontanissime dalle nostre, molti umani abbiano avuto lo stesso comportamento. Wulf Schiefenhovel ha potuto filmare col teleobiettivo scene di nascita fra gli Eipos, una tribù della Nuova Guinea che non ha ancora raggiunto l'età del ferro. Si vede molto bene la futura madre che si isola fra i cespugli per mettere al mondo il suo bambino. Il parto in solitudine sembra sia stato la regola anche in società distanti fra loro come per esempio i Turkmeni delle rive del Mar Caspio o le tribù indiane del Canada. Il fatto da tenere presente è che in tutte le società in cui le donne hanno l'abitudine di isolarsi per partorire, il parto è considerato facile.

Un affare da donne?

Non si può dire lo stesso per gran parte delle società umane sopravvissute fino alla nostra epoca. Nella maggioranza di queste culture, compresa la nostra fino a un periodo recente, le donne sembrano aver cercato sempre di proteggersi almeno dallo sguardo degli uomini. In queste società il parto è un affare da donne. Certo, gli uomini hanno avuto la tendenza a darsi un po' d'importanza nel periodo vicino alla nascita. A un certo stadio di evoluzione, diverse società hanno trovato lo stesso compromesso per canalizzare le reazioni emozionali del padre, soddisfare il suo bisogno di avere una funzione e contemporaneamente tenerlo lontano dal luogo della nascita. È il fenomeno noto come *couvade:* il marito imita la moglie partoriente; a volte è lui che presenta il neonato alla comunità e che può ricevere cure o felicitazioni. Così pure le donne hanno tollerato l'intrusione del mondo degli uomini durante le cerimonie, come la circoncisione o il battesimo. Infine c'è stata l'intrusione sempre più frequente del medico uomo nella stanza delle partorienti, a partire dal XVII secolo.

Di recente, a metà del secolo scorso, si è visto un fenomeno nuovo nella storia dell'umanità e nella storia dei mammiferi. Improvvisamente molte donne hanno sentito come un bisogno la partecipazione del padre alla nascita. All'inizio del XX secolo, prima dell'epoca della nascita in ospedale, il padre del neonato era semplicemente presente in casa, occupato in qualche faccenda pratica come riempire catini d'acqua: non si poteva certo parlare di partecipazione del padre. Il parto restava il più delle volte un affare di donne.
I nuovi comportamenti possono essere interpretati solo nel contesto della loro comparsa. La partecipazione del padre alla nascita coincide con la concentrazione delle nascite negli ospedali e con l'evoluzione del ruolo dell'ostetrica, diventata membro anonimo di una équipe medica complessa. Inoltre va di pari passo con la riduzione della famiglia alla dimensione di coppia, di famiglia nucleare.

Si tratta di fenomeni nuovi, che suggeriscono domande di straordinaria varietà e complessità. Naturalmente ci sono regole semplici, facili da riassumere. Si potrebbe parlare per aforismi. Per esempio: «La lunghezza di un parto è proporzionale al numero delle persone circostanti».

Impressioni che contano

Il modo migliore per tener conto della complessità dei problemi e della varietà delle alternative possibili è osservare una serie di situazioni, così come le ho viste io, sia in ospedale sia in casa. Il fatto da sottolineare è che spesso, con un po' di esperienza, si può indovinare al primo colpo se un parto sarà lungo e difficile o facile e veloce. Può bastare un rapido colpo d'occhio attraverso una porta socchiusa. Ho imparato molto anche dalla prima impressione che ricevo arrivando in casa, per una nascita a domicilio.

All'ospedale o in famiglia, quando una donna si chiude nel bagno e tira il chiavistello all'interno, è buon segno. Il bambino arriverà prestissimo. Purtroppo questo comportamento altamente indicativo suscita immancabilmente ansietà nel personale ospedaliero, che si sente in dovere di picchiare alla porta e di gridare: «Non faccia così! E se il bambino nasce? E se lei non può più aprire la porta?» eccetera. Anche quando vedo una donna sdraiata per terra, pronta a partire per un altro pianeta, e nessun altro vicino, salvo un'ostetrica occupata a leggere il giornale, l'ottimismo è consentito. Un'ostetrica esperta non ha bisogno di turbare l'intimità della partoriente con controlli vaginali, non ha bisogno di comportarsi da osservatrice. Per esperta intendo abituata alle donne che partoriscono in un'atmosfera di intimità, facendo rumore se lo desiderano, respirando come vogliono, libere di assumere le posizioni che preferiscono. Seguendo con l'orecchio lo svolgimento del parto capiscono più che usando il dito. Anche quando una partoriente è sola con il padre del bambino e l'uomo dà l'impressione di condividere le sue emozioni, di lasciare il nostro mondo insieme con la sua donna, scena inimmaginabile cinquant'anni fa, è ancora possibile che il parto non sia troppo lungo né troppo difficile. Anche in questo caso nessuno si comporta da osservatore. L'impressione è che non sia la donna a partorire, ma la coppia.

Il pronostico è molto diverso quando l'uomo si installa di fronte alla sua donna e cerca di guardarla negli occhi. È come se, quando la donna è pronta a cambiare stato di coscienza, l'uomo dicesse: «Resta con me». Il contatto degli sguardi è un potente mezzo di comunicazione fra esseri umani. La potenza del contatto visivo può essere utilizzata, per esempio nelle sedute di *holding*, di contenimento per i bambini autistici, i bambini incapaci di comunicare perfino con la loro madre. La terapeuta obbliga il bambino a guardare sua madre dritto negli occhi per ristabilire la capacità di comunicare. Nel caso di un parto è il contrario. Perché mai trattenere sul nostro pianeta una donna che è pronta a tagliare tutti i ponti? L'uomo che si mette di fronte alla sua donna è contemporaneamente in una posizione di osservatore e di controllo, pronto a suggerire l'una o l'altra postura, l'una o l'altra maniera di respirare. Tale disposizione permette di prevedere un parto lungo e difficile. La situazione diventa caricaturale quando più persone (magari anche con cinepresa!) assumono il ruolo di osservatori.

Una protezione 'esterna'

L'atteggiamento di certi giovani padri che tendono a restare vicino all'ambiente della nascita, ma all'esterno, merita riflessione. Sembra che proteggano l'intimità della loro donna, dall'esterno. Se qualcuno vuole entrare nella stanza dov'è la donna, fanno un gesto o dicono una parola che sembra voler dire: «No, non adesso, lei sta partorendo». Nonostante l'attuale immagine stereotipata della coppia che partorisce, questi giovani hanno l'aria di riscoprire spontaneamente quello che forse in origine era uno dei ruoli principali dell'uomo: proteggere il mondo delle donne e dei bambini. Proteggerli contro gli altri gruppi umani, contro i predatori di ogni genere. In un momento in cui si privilegia tanto il legame diretto padre-bambino, incoraggiando il padre a comunicare con il bimbo anche nell'utero, a partecipare alla nascita, e tutto questo nel quadro della piccola famiglia nucleare, sarebbe certamente una buona cosa interrogarsi più a lungo sulla funzione protettrice del padre, e anche in questo caso riferirci alla nostra condizione di mammiferi.

Nel mondo dei primati l'attaccamento fra il padre e il piccolo sembra costituirsi di solito tramite la madre. Il maschio protegge le femmine con cui ha avuto rapporti sessuali e i loro bambini. La mancanza di aggressività verso il neonato, se non addirittura l'attaccamento, è secondario all'interesse per la madre. Forse è più rischioso di quel che si immagina ricalcare troppo l'attaccamento padre-bambino sull'attaccamento madre-figlio, dal momento che le basi ormonali di questi due processi sono totalmente diverse. L'attaccamento padre-bambino si costruisce progressivamente nel tempo; obbedisce a una cronologia che probabilmente bisognerà di nuovo imparare a rispettare.

Ho assistito a migliaia di magnifiche nascite in cui il padre si è calato profondamente nella situazione. Questo ha rafforzato visibilmente l'accordo di coppia, ma non altrettanto, forse, il reciproco interesse sessuale. A volte si è giunti dopo un anno a un divorzio amichevole con una condivisione delle cure al bambino su basi di quasi uguaglianza.

Evitare nuove regole

L'importante è ammettere la complessità del soggetto, evitando di creare regole nuove. Conosco donne che non hanno osato dire, a un certo stadio del parto, che il marito poteva andare a fare un giretto nel parco; e inversamente uomini che si sono creduti in obbligo di partecipare alla nascita solo per obbedire alle regole del momento. Eppure oggi molte donne affermano che non avrebbero potuto partorire senza il loro uomo e molti mariti considerano la nascita del bambino come l'esperienza più arricchente che abbiano mai avuto.
Ci sono tanti casi particolari: coppie che non hanno ancora concluso la fase di seduzione; coppie silenziosamente minacciate da un conflitto latente; coppie che hanno già condiviso quindici anni di vita intima; madri nubili... Riserviamoci qualche decennio per attribuire il peso giusto agli atteggiamenti non dissociabili dall'era elettronica della storia della nascita e a quelli che resisteranno alla prova del tempo.

Proteggersi dalla presenza degli uomini

Per spazzar via i rimasugli dell'epoca che si sta concludendo, per costruire nuove basi, dovremo concentrarci su un problema la cui importanza non è stata ancora percepita in profondità: perché le donne in travaglio hanno sempre cercato di proteggersi dalla presenza degli uomini? Si possono proporre interpretazioni diverse, che tuttavia non sono contraddittorie. Si può cominciare a dire che l'allontanamento degli uomini tende a coltivare il mistero, il mistero che costituisce per gli uomini il mondo delle donne e della nascita. E l'attrazione sessuale si nutre di mistero. Questa interpretazione è sostenuta da diversi studi, secondo i quali ci sarebbe un alto tasso di impotenza negli uomini che hanno partecipato alla nascita del figlio. In realtà si tratta di disinteresse sessuale verso la propria moglie. È il caso di vedere in questo un effetto negativo, quando si sa che l'ormone prolattina, l'ormone della lattazione, tende a diminuire il desiderio sessuale nelle giovani madri? Noi tendiamo a porre in termini generali un problema che in realtà è specifico della nostra famiglia nucleare monogamica.

Diversamente si può ipotizzare che, nel corso di qualche milione di anni di storia della specie, gli umani hanno dovuto dominare gli animali più pericolosi e lottare contro altri esseri umani per la propria sopravvivenza. I soli gruppi umani che sia possibile studiare direttamente o indirettamente su questo pianeta sono i discendenti di quelli che hanno saputo sviluppare al massimo il proprio potenziale di aggressività, quelli che hanno avuto i migliori cacciatori e i migliori guerrieri. Condividere l'emozione di una scena di nascita è difficilmente com-

patibile con l'educazione di chi deve essere pronto, quando è il caso, a uccidere freddamente.
A Pithiviers c'è un corpo di polizia motorizzata. Vedendo alcuni di quei giovani versare lacrime alla nascita del loro bambino, tutti noi abbiamo sentito la difficoltà di conciliare un'esperienza come questa con l'attitudine a sostenere il ruolo sociale tipico del poliziotto. Questa interpretazione suggerisce che l'allontanamento degli uomini dalle scene di nascita è stato un vantaggio fintanto che la parola d'ordine è stata 'dominare le altre specie viventi e gli altri gruppi umani'. Tutto è da riconsiderare, da quando la priorità è diventata la sopravvivenza del pianeta.

Ricominciare dall'inizio

L'interpretazione che tendo a privilegiare, senza rinnegare le altre, considera in primo luogo la nostra condizione di mammiferi. È verosimile che in origine le donne si isolassero per mettere al mondo il proprio figlio e chiamassero se mai aiuto alle ultime contrazioni, emettendo un grido caratteristico. La tendenza di tutte le culture umane è sempre stata quella di controllare la sessualità e, in primo luogo, la nascita dei figli. Il bisogno di intimità è stato via via più negato nel corso della storia dell'umanità. Il parto fra donne è una tappa di questa evoluzione. Oggi, con l'introduzione del medico uomo, con la connotazione maschile associata alla tecnologia, con la partecipazione del padre del bambino, con la convinzione che la donna non possa partorire senza assistenza, abbiamo toccato il punto più basso nella negazione del bisogno di intimità. Da qui la consapevolezza di una situazione assurda. Bisogna che riprendiamo dall'inizio e ci ricordiamo di essere prima di tutto dei mammiferi.

Un aneddoto mi ha fatto prendere coscienza dell'assurdità di oggi. In una piccola città americana un gruppo di donne, attiviste per la riforma delle condizioni della nascita, spiega che un ostetrico locale ha un atteggiamento molto più 'umano' degli altri. Capisce che le donne hanno bisogno di intimità per mettere al mondo il bambino. Sa mettersi in disparte, abbassare la luce; non impone posizioni né tecniche di respirazione; non tronca il contatto pelle a pelle fra la madre e il neonato; si interessa dell'allattamento materno. Incidentalmente, e innocentemente, una donna aggiunge: «Questo ostetrico più umano degli altri era un veterinario».
In Europa siamo fortemente attirati e influenzati dalle scienze cosiddette umane: sociologia, linguistica, etnologia, psicanalisi, storia... La loro ragion d'essere è il fossato che separa gli umani dal resto del mondo animale. Ma quando si tratta della nascita dei bambini, quando si conosce l'etimologia comune delle parole nascere e natura, è verso la scienza dei mammiferi che bisogna sapersi volgere... tanto per cominciare.

Il riflesso di eiezione del feto

«Fare l'amore comincia con le carezze e finisce come una battaglia.»
Frédéric Leboyer

Ci sono alcune regole molto semplici che si impongono e che siamo obbligati a scoprire nel momento in cui prendiamo coscienza dell'importanza e del senso della parola intimità. Queste regole sono identiche in ognuna delle tre fasi del parto: la prima, cioè il periodo di dilatazione del collo dell'utero; la seconda, quella dell'espulsione; la terza, il secondamento, cioè l'espulsione della placenta. In un'atmosfera di completa intimità, di spontaneità totale, quando la donna è in una piccola stanza buia e non si sente osservata, queste diverse fasi hanno poco in comune con le descrizioni dei libri e dei trattati scritti per le ostetriche e per i medici da tre secoli a questa parte. La maggior parte degli ostetrici non ha neppure la possibilità di immaginare che cosa possa essere una nascita quando non è controllata, osservata. La fase più caratteristica di un parto 'alla maniera dei mammiferi' sono le ultimissime contrazioni che precedono l'arrivo del bambino, quello che chiamo 'riflesso di eiezione del feto'.

L'arte di non disturbare

Fino a oggi l'espressione 'riflesso di eiezione del feto' era stata usata soltanto dalla scienziata americana Niles Newton, in relazione ai mammiferi non umani. Ma N. Newton aveva previsto, fino dagli anni Sessanta, che un giorno l'espressione 'riflesso di eiezione del feto' sarebbe stata necessaria per una buona comprensione del processo del parto nell'essere umano, esattamente come l'espressione 'riflesso di eiezione del latte' è necessaria per una buona comprensione della lattazione. Oggi sono convinto che Niles Newton aveva ragione e che se un giorno l'arte dell'ostetricia sarà riscoperta, corrisponderà quasi del tutto all'arte di non disturbare il riflesso di eiezione del feto.

Il termine 'eiezione' (dal latino *eiectio*, espulsione, emissione) mi è tornato in mente per la prima volta in una situazione ben precisa. Avevamo osservato che l'immersione in una piscina piena d'acqua a temperatura corporea poteva facilitare la fase di dilatazione del collo dell'utero. Quando la partoriente entra nell'acqua a metà di questa fase, con forti contrazioni, la dilatazione del collo viene completata di solito in tempi rapidi, spesso nel giro di un'ora o di un'ora e mezza per un primo bambino. Anche se in apparenza le contrazioni sono meno forti e meno dolorose, la madre sente però che sono efficaci. Ma quando il bambino sta per nascere, molto spesso c'è uno stadio in cui di colpo la madre sente che le contrazioni smettono di essere utili. Ancora cinque, sei, sette contrazioni, e nessun progresso. A questo punto molte donne sentono il bisogno di uscire dall'acqua. Appena lasciano il bagno caldo e si ritrovano in un'atmosfera più fresca, avviene un fenomeno che mi ha dato molto da pensare. È come se la differenza di temperatura scatenasse una specie di riflesso e due o tre forti contrazioni bastano spesso per far nascere il bambino, di solito per terra, di fianco alla piscina. È un vero riflesso di eiezione.

Il ruolo dell'adrenalina

Il fenomeno è difficile da interpretare per chi è stato educato nell'idea semplicistica che tutte le situazioni correlate a una elevata secrezione di adrenalina tendano a rallentare il parto. L'adrenalina è l'ormone del freddo e della paura. Manda più sangue ai muscoli e libera l'energia necessaria alla lotta o alla fuga.

Ho fatto un primo passo nell'interpretazione del fenomeno accostando fra loro autentici riflessi di eiezione del feto, scatenati da altre situazioni accompagnate da scariche di adrenalina. Ricordo parti conclusi 'a palla di cannone' dopo uno spavento. Molte ostetriche mi hanno detto di aver fatto la stessa osservazione. Si dice che, al tempo dei cavalli e dei maniscalchi, certi medici francesi avessero un sistema terrificante per annunciare che bisognava usare il forcipe. Dicendo: «Fate scaldare i ferri!» cercavano di rendere lo strumento improvvisamente inutile. Altri documenti suggeriscono che certi gruppi umani, per esempio gli indiani del Canada, sapessero come a un preciso stadio del parto, in condizioni particolari, uno spavento improvviso fosse in grado di scatenare il riflesso di eiezione del feto.

Il paragrafo seguente è tratto da un libro scritto da un certo J.C.B. dopo un viaggio in Canada fra il 1751 e il 1761. L'argomento è lo stile di vita di alcune tribù indiane. Il libro contiene un corto paragrafo sul parto. «Di solito le donne partoriscono

da sole e senza fatica, ma sempre fuori dalla loro abitazione, in piccole capanne che vengono costruite apposta nel bosco quaranta o cinquanta giorni prima, qualche volta nei loro campi; se succede, ed è raro, che una donna abbia un travaglio difficile, vengono avvertiti i giovani che, all'improvviso, quando la malata meno se lo aspetta, le si avvicinano lanciando grandi urla e causandole così una scossa che le permette di sgravarsi.»
Questo testo rivela una conoscenza raffinatissima del processo del parto. Si può immaginare che una donna esperta seguisse l'avvenimento da lontano e con discrezione e che in certe circostanze, ben precise e rarissime, vedesse la necessità di 'iniettare' un po' di adrenalina. Ogni parola è importante in questo breve paragrafo, di concisione ammirevole. Per esempio è precisato che la capanna è 'piccola', un particolare rivelatore per chi conosce il senso del termine intimità.
Questi accostamenti, questi parallelismi mi hanno messo sulla via di un'interpretazione dei riflessi di eiezione osservati nei parti 'alla maniera dei mammiferi', quando non ci sono state interferenze, né sbalzi di temperatura, né parole terrorizzanti. Anche senza prelievi di sangue, non occorre un dono di osservazione eccezionale per individuare il tipo di energia che si scatena all'improvviso quando un parto si conclude rapidamente.

Altri segnali

Mentre nella prima fase la maggior parte delle donne che partoriscono in questo modo è piuttosto passiva, allungata su un fianco, carponi o in uno stato di attività rallentata, ma sempre in un clima di fiducia in se stessa e di intimità, per le ultime contrazioni si trova a disposizione improvvisamente una energia muscolare enorme. Ricordo, durante un parto in casa, una donna che in pieno riflesso di eiezione si era aggrappata con una mano ai miei capelli e con l'altra alla mia camicia. Che energia! In quel momento alcune donne possono attaccarsi a qualcosa o a qualcuno e tendono a sollevare i piedi da terra. Il bisogno improvviso di aggrapparsi e di piegare le ginocchia è talmente caratteristico da rendere perfettamente inutile l'esplorazione vaginale. Molte, in quel momento, non esitano a togliersi i vestiti che fino ad allora avevano protetto la loro intimità. Il riflesso di eiezione è accompagnato di solito da una sete intensa, dal bisogno urgente di vuotare un bicchiere d'acqua. La bocca secca è un sintomo di secrezione di adrenalina, ben conosciuto da chi deve parlare in pubblico. La respirazione è superficiale e mobilizza solo la parte alta del torace. Le espirazioni, brevi, sono interrotte e bloccate durante le contrazioni. Le pupille sono completamente dilatate. Le potenti contrazioni conclusive sono a volte accompagnate da un atteggiamento di collera. Per esempio la donna picchia ripetutamente il gomito o il ginocchio contro il muro: sintomo ben noto di scarica di adrenalina. Altre donne diventano improvvisamente euforiche, altro conosciuto sintomo di scarica adrenalinica.

Un fattore scatenante

Quale può essere il fattore scatenante quando non c'è salto di temperatura né motivo di spavento? Retrospettivamente attribuisco una grande importanza a un'osservazione espressa dall'antropologo tedesco Wulf Schiefenhovel che conosce bene gli Eipos, una tribù molto 'primitiva' della Nuova Guinea. Quando venne a trovarci a Pithiviers, pochi minuti prima di una rapida conclusione di parto, sentì una donna dire: «Ho paura, sto per morire». Wulf aveva commentato: «Interessante. Le donne Eipos dicono esattamente la stessa cosa nello stesso momento». Due giorni dopo, mentre tentavo di capire meglio le cose che erano state sentite ed espresse, la giovane madre affermò: «Non l'ho mai detto, non ho mai avuto paura». Questo episodio mi ha spinto ad analizzare meglio il breve periodo di transizione fra la fase passiva e il riflesso di eiezione. Mi sono accorto che la maggior parte delle volte, appena prima della tempesta, le donne avevano manifestato la loro paura in modo più o meno diretto. Poteva essere una frase, come: «Ho paura, sto per morire». O magari: «Che cosa sta succedendo?» in un tono che suggeriva il timore scatenato da una situazione minacciosa e imprecisa. O ancora un atteggiamento significativo di improvvisa inquietudine, non espressa a parole. Se durante questa breve fase di transizione non ci sono interferenze, parole rassicuranti o spiegazioni che dicono a che stadio sia il parto, né persone che si comportino da osservatori, e se la donna può esprimere liberamente la sua paura, le forti contrazioni dell'eiezione si sviluppano in tutta la loro efficacia.

La 'paura fisiologica'

Sono arrivato in questo modo alla nozione di 'paura fisiologica'. È come se, a un certo stadio del parto, nel momento in cui c'è un brusco cambiamento dell'equilibrio ormonale, fosse normale provare una certa paura. È una paura che ha una sua funzione. Anche la maggioranza dei mammiferi sembra diventare inquieta a un certo stadio. Il concetto di 'paura fisiologica' è difficile da ammettere e da assimilare in un mondo che tende a classificare le emozioni in positive e negative, cercando di favorire le une e di eliminare le altre. Ma quando si parla la lingua dei fisiologi questa classificazione delle emozioni non ha senso: ogni emozione ha una funzione da svolgere. Allo stesso modo dobbiamo accettare la nozione di dolore fisiologico, negli umani e negli altri mammiferi, visto che la secrezione di alcune endorfine è necessaria per liberare l'ormone della lattazione. La prolattina contribuisce a completare la maturazione dei polmoni del neonato. E le endorfine potrebbero avere un ruolo nell'attaccamento madre-figlio.

Queste osservazioni non contraddicono quanto si sa da tempo sulle iniezioni sperimentali di adrenalina durante il parto. Esistono numerosi articoli sul fatto che un'iniezione di adrenalina arresta il parto, il che è vero nella maggior parte dei casi. In realtà, quando si leggono gli articoli da capo a fondo, e non solo in riassunto, si vede che i risultati sono contraddittori. A volte l'iniezione di adrenalina scatena il parto, a volte lo blocca dopo alcune forti contrazioni. In generale l'iniezione di adrenalina inibisce all'inizio, mentre, quando la conclusione è vicina, scatena un riflesso di eiezione. Inoltre queste osservazioni non contraddicono neppure quello che si sa degli effetti soggettivi delle iniezioni di adrenalina. Le esperienze di Schacter-Singer hanno dimostrato che, a seconda della situazione, l'iniezione di adrenalina poteva scatenare sia una sensazione di euforia, sia un sentimento di collera.

Funzioni diverse in momenti diversi

Se non esitiamo a guardare l'essere umano prima di tutto come un mammifero, ci viene subito in mente una domanda: che cosa significa tutto questo in un ambiente naturale? Che cosa significa nella giungla? Nell'ambiente naturale, queste interpretazioni acquistano un senso ben preciso. Immaginiamo la femmina di un mammifero minacciata improvvisamente da un predatore pericoloso durante il parto. All'inizio del parto la cosa migliore è interrompere il processo, rimandarlo a più tardi, e trovarsi in una situazione fisiologica propizia alla lotta o alla fuga. Al contrario, alla fine del parto, è meglio partorire più in fretta possibile ed essere in grado di lottare e di proteggere la progenitura.

Dunque l'esperienza dei parti non guidati, in una atmosfera di intimità completa, nella penombra, in piena libertà di fare rumore e di prendere qualsiasi posizione, impone una nuova visuale delle differenti fasi del parto. Nell'ambiente abituale della nascita moderna è il dito dell'ostetrica o del medico a dare il segnale. La dilatazione completa del collo dell'utero costituisce la frontiera fra la prima e la seconda fase: «La dilatazione è completa, adesso è ora di spingere». Quando una donna può partorire 'alla maniera dei mammiferi', il dito non serve, anzi. Molti particolari del comportamento, il modo di respirare, i rumori che si sentono, la posizione, dicono infinitamente di più. La prima e la seconda fase non sono più definite in funzione della dilatazione del collo, ma in funzione del comportamento e dello stato di coscienza, cioè dell'equilibrio ormonale. Il dito inoltre può ingannare: la dilatazione del collo può precedere notevolmente il riflesso di eiezione. Questo avviene più frequentemente in certi gruppi etnici, in particolare africani. Inversamente, il riflesso di eiezione può precedere la dilatazione completa, come mi è capitato più frequentemente di notare in donne portoghesi e turche.

La complessità del parto

Si intravvede così l'estrema complessità del parto, la cui fisiologia non è mai stata studiata seriamente nell'essere umano. È una complessità che va messa in parallelo con quella di altri fenomeni che appartengono alla vita sessuale. L'orgasmo maschile, per esempio, segue un modello analogo. La prima fase, o fase di erezione, non dipende dai nervi che utilizzano l'adrenalina come mediatore. La seconda fase, o fase di eiaculazione, dipende al contrario dai nervi simpatici, che agiscono con l'intermediazione dell'adrenalina. Che si tratti di parto o di orgasmo maschile, a una fase relativamente passiva segue una fase attiva, addirittura violenta e aggressiva.

Le interferenze sono pericolose

Si può sognare un'epoca, quando l'era post-elettronica sarà ben consolidata, in cui l'arte dell'ostetricia sarà prima di tutto l'arte di non disturbare il riflesso di eiezione del feto. Niente si oppone, a priori, all'avvento di questa epoca rinnovata. Il simbolo della nuova era sarà il piccolo stetoscopio a ultrasuoni, grosso come un rasoio elettrico, detto *sonic-aid.* Con questo piccolo rilevatore ultrasonico si può, al momento opportuno, seguire il battito del cuore del bambino prima della contrazione, durante la contrazione, e dopo la contrazione. L'auscultazione è possibile in qualsiasi posizione, a condizione che la donna non pieghi troppo il torace. A mano a mano che l'esplorazione vaginale perderà d'importanza, l'auscultazione intermittente sarà la sola scusa per disturbare un pochino il parto, il più raramente possibile, ma il momento opportuno per l'ascolto e la sua frequenza fanno parte di un'arte raffinata. L'ostetrica esperta tiene conto di moltissimi fattori, come la presenza o meno della borsa delle acque, il colore del liquido amniotico, il comportamento della donna, il suo grido di ansia. Diventa inutile auscultare il cuore del bambino quando si arriva al punto di non ritorno in un parto per via naturale, quando è evidente che fra dieci minuti il bambino sarà nato. L'auscultazione, come ogni altra interferenza, è pericolosa nello stadio che annuncia il riflesso di eiezione. C'è un momento preciso in cui rischia di inibire il riflesso e di ritardare notevolmente la conclusione del parto. In ogni modo è quasi impossibile effettuarla durante un autentico riflesso di eiezione del feto.

Usare bene la tecnologia

Anche se le sofferenze del bambino durante il parto diventeranno più rare nell'epoca che stiamo sognando, non per questo si deve rinunciare alla capacità di controllarle. Nei casi in cui 'la maniera dei mammiferi' non funzionerà, ci saranno sempre équipes chirurgiche in grado di fare anestesie peridurali che compensino l'insufficiente secrezione di endorfine, o perfusioni endovenose per compensare gli ormoni non liberati spontaneamente, e tagli cesarei per salvare bambini in pericolo.
La tecnologia è pronta per l'avvento di questa epoca nuova: ma non lo sono le persone. Non è possibile da un giorno all'altro sostituire l'ostetricia, una disciplina che considera suo scopo primario controllare il parto, con un atteggiamento radicalmente nuovo, in cui la priorità dovrebbe essere il parto più facile possibile.

Cambiare abitudini

L'abitudine ai parti conclusi da un vero riflesso di eiezione ispira un comportamento diverso durante tutti gli stadi. È così anche per la posizione frontale rispetto al perineo. Durante l'ultima contrazione la futura madre è spesso in piedi, piegata in avanti, appoggiata al bordo di un mobile o prova il bisogno di sospendersi a qualcosa o è a terra, carponi... e tutto è molto rapido. Basta tendere una mano per evitare la caduta del bambino. Si perde l'abitudine di guardare il perineo, di toccare il perineo. Non è questione di fare un'episiotomia. Dopo un vero riflesso di eiezione, le lacerazioni importanti sono rarissime.
Questa osservazione ispira molte interpretazioni complementari. Intanto le ultime contrazioni non sono disturbate da un operatore professionale che dà l'ordine di spingere o di respirare in un modo o in un altro. Si sa bene che i parti molto spontanei, come quelli che avvengono in ascensore o in corridoio, raramente sono accompagnati da lesioni perineali. Inoltre le donne trovano spontaneamente le posizioni che vanno di pari passo con una migliore distensione della vulva. Ho notato che le lacerazioni sono rare quando alle ultime contrazioni la donna è piegata in avanti, per esempio in piedi e appoggiata al bordo di una tavola, o carponi. Quando si sospende a qualcosa o a qualcuno e le sue spalle vengono sostenute, c'è una forza diretta verso l'alto che riequilibra le forze che spingono il bambino verso il basso. Questo permette il rilassamento completo dei muscoli delle cosce e in particolare di quelli della faccia interna delle cosce che coordinano la loro azione con quella dei muscoli del perineo. Quando questi si rilassano, la porta si apre e viceversa. Non a caso in

latino questi muscoli vengono chiamati *custodes virginitatis*, cioè 'guardiani della verginità'.
Infine durante un riflesso di eiezione è di solito inutile aiutare il disimpegno delle spalle del bambino. E molte lacerazioni si producono al momento del disimpegno della spalla posteriore. Se l'aiuto è davvero necessario a causa delle dimensioni del bambino, l'episiotomia verrà praticata con dolcezza al colmo della contrazione successiva a quella che ha consentito la fuoruscita della testa.

Non disturbare il primo contatto

Il bisogno d'intimità non si ferma con la nascita. L'ambiente che non disturba il parto è anche quello che non disturba il primo contatto fra madre e bambino. Molto spesso, se la puerpera si sente libera, lo tocca dapprima timidamente, con la punta delle dita, poi, facendosi più coraggiosa, si azzarda a prenderlo fra le braccia. È il momento del primo contatto da pelle a pelle, del primo incontro di sguardi. Gli occhi della madre vengono attirati potentemente da quelli del bambino. Sembra che questo contatto di sguardi costituisca un momento privilegiato della relazione madre-bambino. Ma c'è quasi sempre qualcuno pronto a turbarlo, in modo a volte rozzo, a volte sottile. È la fase del parto in cui è più difficile proteggere l'atmosfera di intimità. In quel momento pochi padri sanno essere discreti e rispettare quella che è essenzialmente una relazione a due. Eppure, solo se non viene turbata dall'attività circostante, è possibile la prima poppata nell'ora che segue il parto e lo scollamento e l'espulsione della placenta si compiono senza troppe perdite di sangue.

Il modo migliore per evitare un'emorragia dopo il parto è mantenere madre e figlio uno contro l'altro, bene al caldo, in penombra, in silenzio, eliminando tutti gli osservatori. La pelle e lo sguardo del bambino aiutano la mamma a secernere l'ormone necessario al riflesso di eiezione della placenta. Se il neonato succhia la mammella, il riflesso è ulteriormente rinforzato.

Facilitare il secondamento

È interessante osservare che quando la madre si sente libera e non soggetta a ordini o anche solo a suggerimenti, trova sempre da sé una posizione tale da evitare la compressione della grossa vena che riporta il sangue della placenta verso l'utero, e questo può ridurre la perdita di sangue. Tutti sanno che quando si vuol fare sanguinare una vena, per esempio in un prelievo di sangue, basta comprimerla a valle.
Se la madre è seduta per terra, leggermente piegata in avanti per tenere il bambino o si allunga di fianco, con il piccolo fra le braccia, la grossa vena cava non viene compressa, ma, come nel parto vero e proprio non c'è motivo di raccomandare una posizione invece di un'altra. In realtà la posizione errata è un'altra: quando la donna è semiseduta e il neonato le viene messo sull'addome, perché il peso del bambino si aggiunge a quello dell'utero e comprime la vena cava. Tuttavia si tratta di una situazione quasi sempre provocata da chi assiste e in seguito a un parto sul dorso, eventualità eccezionale se c'è stato un vero riflesso di eiezione del feto. Dopo un vero riflesso di eiezione del feto la madre resta il più delle volte attiva, sveglia e in posizione verticale per una decina di minuti. È come se

gli effetti della scarica di adrenalina si prolungassero dopo la nascita. Dopo, la maggior parte delle donne prova il bisogno di sdraiarsi.

Le semplicissime regole che permettono di mantenere un'atmosfera di intimità sono le stesse in tutti gli stadi del parto e anche le stesse in tutti i tipi di parto. Forse sono ancora più importanti quando ci si aspetta qualche difficoltà. Così non c'è da aver paura di un parto podalico quando si elimina tutto quello che potrebbe inibire un riflesso di eiezione del feto. È ovvio che si debba ricorrere al taglio cesareo se la prima fase è lunga e laboriosa nonostante la completa intimità. Ma nella maggior parte dei casi la via naturale è possibile e il riflesso, insieme con la posizione verticale, permettono di non dover tirare il bambino. Io non mi assumerei il rischio di un parto podalico con una donna sdraiata sul dorso. Così il parto di un bambino sottopeso, il parto dopo un cesareo, un primo parto dopo i quarant'anni sono altrettante circostanze in cui sarebbe pericoloso turbare il processo fisiologico. In tutti questi casi la penombra, l'ambiente familiare, l'assenza di osservatori sono più importanti che mai.

I gatti

Iona mi chiamò un pomeriggio, perché alcune contrazioni annunciavano l'inizio del parto. Prima ancora di battere alla porta mi colpì il rumore dell'aspirapolvere. Fra una contrazione e l'altra, Iona puliva i tappeti. Durante le contrazioni si appoggiava allo schienale di una sedia. In seguito le domandai se era abituata a fare le pulizie a metà pomeriggio. «Ma guarda! Niente affatto», mi disse. «Non so che cosa mi ha spinto a farlo oggi.»
A chiunque trascuri la nostra condizione di mammiferi un comportamento del genere passa inavvertito e se viene notato è difficile interpretarlo.

L'istinto del nido

Si tratta in realtà di una manifestazione dell'istinto di nidificazione. Questo istinto non è esclusivo delle specie di uccelli o di insetti che costruiscono nidi. È il comportamento che spinge l'animale a sistemare in un modo o nell'altro lo spazio che accoglierà la prole. Ci sono anche mammiferi, come il ghiro, che costruiscono nidi veri e propri.
La mia esperienza di nascite a domicilio poggia in gran parte sull'attenzione all'istinto del nido.

Nelle città moderne la maggior parte delle donne incinte sceglie il posto in cui partorire fin dai primi mesi di gravidanza. Di solito ci si prenota in un ospedale, ma può succedere che alcune donne sviluppino un'improvvisa fobia per l'ospedale, spesso a due o a tre settimane dal parto. Di solito questa fobia, almeno questa resistenza nei confronti dell'ospedale, non osa esprimersi apertamente e quando viene espressa a parole, il ritorno alla 'ragione' è subito imposto da chi è vicino alla donna. Ma a volte, nonostante i venti e le maree contrarie, la futura madre decide di restare a casa sua. Naturalmente la donna evita di parlarne al suo medico, prevedendo la sua prima domanda: «E che cosa farà se qualcosa andrà storto?» Telefona a destra e a sinistra, a chi spera possa comprenderla. Ho imparato molto dalle donne che sono state capaci di raggiungermi in questo modo, grazie a un efficace sistema di passaparola. Il loro comportamento risulterà incomprensibile ai medici che hanno come unico orizzonte un servizio ostetrico ospedaliero, a molto personale amministrativo e a tutti quelli che ignorano che siamo dei mammiferi. Dato che esistono luoghi in cui tutto è previsto per la sicurezza della nascita, con ostetriche diplomate, apparecchi specializzati, équipes chirurgiche e materiali sofisticati, perché restare a casa propria? «Che incoscienza! Come sono pazze le donne!»

Cristina non aveva nessuna voglia di andare in ospedale per la nascita del primo bambino. Ha ceduto alle pressioni di persone serie e autorevoli. È finita con un cesareo. Per il secondo bambino ha ascoltato solo se stessa. Ha partorito in tre ore, a casa sua, nel bel mezzo della notte, in tutta semplicità. Io dormivo in una stanza vicina e mi sono svegliato solo al grido tipico del riflesso di eiezione. Cristina mi aveva avvertito all'inizio della notte, dopo alcuni segni premonitori. In un clima di fiducia

in se stessa, di completa intimità, di sicurezza, le contrazioni sono state efficacissime. È una situazione frequente e bisogna prevederla.
Quando vado a trovare una donna che pensa al parto in casa, lei di solito mi domanda che cosa bisogna preparare. Una delle risposte è: «Un letto per me». Magari un divano o un materasso sul pavimento della sala da pranzo, ma è sufficiente. Quando ho a mia disposizione un territorio privato, un posto dove posso leggere, scrivere o dormire, l'intimità della futura madre è automaticamente assicurata, e io posso installarmi fino dai primi sintomi.

Preparare il nido

Naturalmente questa non è l'unica risposta ai problemi pratici. Infatti io comincio parlando di riscaldamento, dell'importanza di una fonte supplementare di riscaldamento, mobile, in grado di funzionare in fretta, sempre e dappertutto, anche in luglio e nell'appartamento più riscaldato. Nel corso del parto è importante che la madre goda continuamente del massimo benessere termico. Mentre è sempre facile aprire una finestra se c'è troppo caldo, può essere più complicato far fronte immediatamente alla sensazione del freddo. Questo aspetto è particolarmente importante subito dopo la nascita. Nella maggior parte dei casi questo è il momento di surriscaldare. Se la madre trema, non è un fatto fisiologico: è proprio che ha freddo. Il benessere termico contribuisce a facilitare lo scollamento della placenta. Anche il nuovo nato ha bisogno di molto calore. E anche se la temperatura dell'ambiente è alta, di solito conviene coprirgli il dorso con un asciugamano riscaldato.
Al momento della nascita non bisogna dimenticare che la spe-

cie *homo* è nata in origine come mammifero tropicale e che l'istinto di nidificazione nella nostra specie comprende anche la protezione del benessere termico del bambino.

Le statistiche olandesi

Se si prende in considerazione l'istinto della nidificazione fra gli umani, si possono interpretare meglio alcune statistiche. Per esempio l'Olanda negli anni Novanta ha avuto le migliori statistiche del mondo, se si considera che è il solo Paese in cui si conciliano percentuali di mortalità perinatale inferiori al dieci per mille, percentuali di mortalità materna inferiori a uno su diecimila e percentuali di cesarei intorno al sei per cento. Ora, l'Olanda è anche il solo Paese altamente industrializzato in cui su tre neonati, uno nasce in casa, uno in un piccolo centro di nascita (policlinico) e solo uno in un servizio ostetrico convenzionale. In altri termini l'istinto di nidificazione ha molte più possibilità di espressione in Olanda che in qualsiasi altro Paese occidentale. Il giorno in cui l'ostetricia diventerà più scientifica, non avrà più timore di guardare in faccia statistiche come queste e capirà che adattare la nascita a domicilio al mondo urbanizzato contemporaneo non è un ritorno al passato.

Implicazioni pratiche

Una comprensione adeguata dell'istinto di nidificazione avrebbe molte implicazioni pratiche. Per esempio, per ragioni amministrative si fanno spesso pressioni sulle donne incinte

perché compiano il più presto possibile le loro scelte durante la gravidanza. Si insiste perché scelgano dove nascerà il bambino, ma queste scelte precoci sono pericolose perché implicano un'operazione intellettuale, razionale.
Incoraggiare opzioni multiple permetterebbe di scegliere più tardi e autorizzerebbe un maggior rispetto per le forze istintive che tendono a esprimersi solo alla fine della gravidanza.

L'esperienza della nascita in casa

Non si può acquisire una conoscenza profonda, o meglio una comprensione di tutto il periodo che precede e segue la nascita, senza passare attraverso l'esperienza della nascita in casa. La nascita in casa è una scuola, una scuola che ha formato pochi allievi negli ultimi decenni. Ma questi pochi allievi avranno un ruolo determinante nella costruzione dell'era post-elettronica. Avranno un ruolo, naturalmente, nell'adattare la nascita a domicilio alla società contemporanea. Avranno un ruolo nella progettazione dei reparti di Maternità di domani, che saranno sempre più dei sostituti della casa e della famiglia allargata, vicini alle risorse di un ospedale. Ma avranno un ruolo anche nel definire i servizi ostetrici destinati alle madri e ai neonati che richiedono un'assistenza medica.
In tutti gli ospedali del mondo si tende a ripetere gli stessi errori. Prendiamo l'esempio dei letti che arredano le camere delle nostre Maternità. Di solito sono alti e stretti. Quindi le madri non si azzardano a dormirci con i loro bambini per paura che cadano. Questo riduce la durata dei contatti pelle a pelle e rende più difficile l'inizio dell'allattamento. La nascita in casa permette di constatare che molte giovani coppie oggi hanno letti larghi e bassi. Non c'è la paura di cadere e la madre non

ha timore di dormire con il suo bambino. È un esempio fra gli altri, per dire che chi passa per la scuola della nascita in casa acquista una certa idea di come dovrebbe essere un ospedale. Per conto mio sono allo stadio in cui, dopo aver passato in quell'ambiente trentacinque anni della mia vita, non riesco più a sopportare la vista di un ospedale.

Una curiosa correlazione

La nascita in casa, è, come scuola, fonte di conoscenze che, a quanto pare, non possono essere ottenute da nessun'altra parte. Per esempio ho imparato molto sui gatti.
C'è una correlazione fra la presenza di gatti in casa e un parto rapido? Certo è un soggetto di studio a cui non avrei pensato qualche anno fa. E tuttavia, se devo credere alle mie osservazioni, sembra che questa correlazione esista. Una domanda ne fa nascere un'altra. Se la correlazione esiste, è perché l'amore per i gatti e la capacità di partorire facilmente sono due aspetti della stessa personalità? Essere amica dei gatti significa amare il silenzio, significa provare piacere a fare un certo tipo di carezze, significare dare a chi chiede e anche amare qualcuno a cui non si può chiedere nulla. Significa accettare la perdita di controllo del comportamento animale, accettare il dominio di quello che avviene. Oppure è la vita con i gatti che tende a modellare la personalità? Forse i gatti portano nella vita quotidiana la calma, la serenità, il distacco che normalizzano tutt'intorno il livello degli ormoni da stress? O ancora, forse i gatti sono dotati di un potere misterioso? Riescono a influenzare il corso del parto soltanto con la loro presenza? Non dimentichiamo che gli Egiziani veneravano i gatti come animali sacri

e che giungevano a mummificarne i cadaveri. È stato addirittura scoperto un cimitero contenente più di trecento gatti! In segno di lutto per la morte di un gatto gli Egiziani si radevano le sopracciglia; uccidere un gatto significava rischiare la pena di morte! Aggiungiamo che Bastet, la dea dell'amore e della fertilità, aveva la testa di gatta e il corpo di donna. Forse i gatti sono dotati di proprietà bioenergetiche che non sappiamo più identificare e interpretare?
I gatti hanno la fama di avere doni metafisici. Che cosa c'è alla base di questa credenza? Una terapeuta londinese lascia che i suoi gatti vadano e vengano nel suo centro di consultazione. Ha osservato che sono attratti dalle donne incinte, in particolare dal loro addome. Alcuni medium dicono di aver bisogno della presenza di gatti per facilitare le loro manifestazioni di chiaroveggenza. Si è notato anche che i gatti sono attirati da certi esseri umani più che da altri, e amano riposare su certe parti del corpo, come l'epigastrio e il collo. Queste parti del corpo corrispondono esattamente a quelle che gli iniziati dell'India chiamano *chakra*, i centri sottili che si dice siano attivati solo in una minoranza di persone e che gli yogi sanno stimolare.

Misteriosi gatti...

In realtà il comportamento dei gatti è misterioso in molti campi. Sembra che non si comportino come i cani di fronte alle influenze telluriche ed elettromagnetiche. Pare sia stato notato che tendono a occupare le zone perturbate: potrebbero quindi svolgere una funzione riequilibrante, regolatrice, addirittura protettrice. I cani invece avrebbero un comportamento diverso, ricalcato su quello dell'essere umano.

Pare che la relazione misteriosa fra gatti e donne incinte sia conosciuta da lunga data. Perché grandi pittori del passato hanno introdotto gatti nella scena dell'Annunciazione?
Si è tentati di fare un paragone tra la presenza dei gatti, dell'acqua o di un'ostetrica autentica per gli effetti che possono produrre nell'evolversi del parto. Non dimentichiamo che per alcuni psicanalisti il gatto è prima di tutto un simbolo femminile e che, nel suo studio sui sogni e sulla genesi delle malattie mentali, Carl Gustav Jung assimila il gatto a un simbolo erotico.

...e telepatici delfini

Tutto questo fa pensare all'ostetrico sovietico Igor Tjarkovskij, al mare e ai delfini. Igor afferma che i delfini sono in grado di comunicare in un modo misterioso, chiamato provvisoriamente telepatia, con i bambini nell'utero e di liberarli preventivamente della paura dell'acqua. Igor sogna un mondo in cui le donne incinte possano nuotare con i delfini e i bambini possano nascere in loro compagnia. Questo nuovo tipo di aiuto reciproco fra specie diverse appartiene naturalmente al regno del sogno o dell'utopia per l'immensa maggioranza dei rappresentanti della nostra specie... anche se alcuni pensano che la comunicazione senza parole sia alla portata di molti.

Influenze da valutare

Perché non tentare in primo luogo di confermare l'influenza dei nostri animali domestici familiari sulla nascita dei bambini, e poi, eventualmente, di interpretare questa influenza?

La cosa potrebbe avere conseguenze pratiche. Se l'amore per i gatti è il fattore che conta, cambia il significato della coabitazione fra gatti e bambine. (Qualcuno metterà in evidenza che sarebbe allo stesso tempo un modo efficace per vaccinare le bambine contro la toxoplasmosi, la malattia trasmessa dai gatti e pericolosa solo per i bambini nell'utero.) Se l'importante è la presenza stessa dell'animale, questo potrebbe spingere le donne a restare in casa per partorire, ma ci vorrà una seria evoluzione delle mentalità per prendere in considerazione questi fattori in un centro ospedaliero!

La mia attenzione è stata attirata dai gatti, e non dai cani o da altri animali domestici, a causa del comportamento molto particolare che i gatti hanno durante il parto. La loro discrezione è assoluta. Passano inosservati, ma ci sono. Mantengono un'aria indifferente, ma sembra che sappiano perfettamente che cosa sta succedendo. Hanno l'aria di percepire l'importanza dell'avvenimento, anzi il suo carattere sacro. C'è come un raccoglimento nel loro atteggiamento quasi meditativo.

Il comportamento dei gatti durante il parto potrebbe essere una fonte di ispirazione per le ostetriche di domani. Come si fa a passare inosservate e contemporaneamente a essere in grado di scoprire l'anomalia? È proprio così che si potrebbe riassumere l'arte dell'ostetricia, un'arte che coinvolge gli aspetti più profondi della personalità. La capacità di passare inosservati non è un dono molto diffuso. C'è da considerare il sesso. In una Maternità una donna si fa notare meno di un uomo, soprattutto se è una donna che ha già avuto dei bambini e se non è circondata da un alone di paure. Ma ciò non significa che una donna senza figli non possa fare l'ostetrica. La donna che partorisce ha bisogno di una forma speciale di intimità. In una certa fase del parto, per esempio, apre gli sfinteri, svuota il retto. In quel momento ha bisogno di un tipo d'intimità che non è disturbato da una madre o da una donna che abbia l'immagine della madre o della nonna. Al contrario la presenza di un partner sessuale in quel momento può essere inibitrice. Una persona di una certa età passa più facilmente inavvertita di una persona più giovane. La parola che in francese significa ostetrica, *sage-femme*, richiama la saggezza acquistata con l'età e l'esperienza. La parola *matrone*, che significa levatrice, richiama l'età matura. È così in molte lingue. L'ostetrica americana tradizionale è una *grannie*, una nonnina.

Passare inosservati

In più la capacità di passare inosservati è una questione di educazione, di allenamento, anche di tecnica. Non fare esplorazioni vaginali, o farne poche, è un modo di essere discreti. Ho alcune registrazioni sonore che potrebbero essere utili alle ostetriche di domani. Da una stanza vicina, senza altri strumenti che l'orecchio e l'esperienza, si può quasi sempre valutare lo stadio del parto. Il piccolo rilevatore ultrasonico del battito cardiaco del tipo *sonic-aid* non impone la posizione sdraiata per ascoltare il battito del cuore del bambino prima, durante e dopo una contrazione. Questo apparecchietto è davvero il simbolo del progresso tecnologico... per chi sa comportarsi da felino.

Il vecchio e il nuovo

«La ragione per cui i popoli primitivi credono che un suono, la voce di Dio, sia all'origine della vita è forse contenuta nel grido del neonato che, diviso da sua madre, lottando per sopravvivere in un mondo straniero, urla cercando una sicurezza 'mammellare'...»

Wilfrid Mellers, *Bach and the Dance of God*

La dualità del cervello umano

L'essere umano è condannato a vivere con due cervelli. Qualsiasi prospettiva si scelga per osservare il fenomeno dell'uomo, si vede sempre un aspetto della relazione fra le due parti del nostro cervello, la più antica (in senso evolutivo) e la nuova. Durante lo svolgimento del parto, come abbiamo visto, l'attività che prevale è quella del cervello primitivo, che arriva alla maturità molto presto nella vita dell'individuo, durante il periodo di dipendenza dalla madre. È indissociabile dal sistema ormonale e dal sistema immunitario, con cui forma una rete complessa, che è il supporto dei sistemi di adattamento la cui qualità di funzionamento definisce il termine salute. Questo cervello arcaico, istintivo ed emozionale, può essere considerato come una ghiandola che secerne gli ormoni necessari al processo del parto, sia che si tratti degli ormoni della contrazione uterina o di quelli che proteggono dal dolore.

La neocorteccia 'a riposo'

Il processo del parto si svolge più facilmente nella misura in cui la neocorteccia, il cui enorme sviluppo è caratteristico dell'essere umano e che arriva a maturità solo nell'età adulta, accetta di mettersi a riposo. L'attività della neocorteccia durante il parto può solo disturbare le funzioni del cervello 'mammifero'. È dalla neocorteccia infatti che vengono tutte le inibizioni, durante il parto come in tutti i momenti importanti della vita sessuale. Ecco perché durante un parto molto spontaneo 'alla maniera dei mammiferi', c'è uno stadio in cui la donna sembra tagliata fuori dal mondo, in viaggio per un altro pianeta. Questo cambiamento nella consapevolezza dimostra che il controllo da parte del cervello nuovo diminuisce. In quei momenti la futura madre è senza inibizioni, grida liberamente, apre gli sfinteri, dimentica quello che ha imparato, dimentica quello che è culturale, quello che 'bisogna fare'. Ecco perché il modo più sicuro per rendere un parto più lungo, più difficile, più doloroso (e più pericoloso, naturalmente) è la stimolazione della neocorteccia, causa di tutte le inibizioni.
La neocorteccia si può stimolare con la luce, usando un linguaggio logico, razionale o con un comportamento da osservatori. La sensazione d'intimità esprime la riduzione del controllo da parte del cervello nuovo.

Il periodo primario

Noi consideriamo assodato che la parte del cervello in azione durante un parto e durante altri avvenimenti della vita sessuale, è quella che si sviluppa presto nella vita dell'individuo, in uno stadio che ho chiamato 'periodo primario' (*période primale*) e che comprende la vita nell'utero, i momenti che precedono e seguono la nascita e l'età infantile. Questo suggerisce che qualsiasi preparazione 'seria' al parto, come qualsiasi preparazione 'seria' alla vita sessuale, dovrebbero concentrarsi su questo periodo.

Abbiamo preso come punto di partenza alcune funzioni necessarie alla sopravvivenza della specie, come le attività sessuali e in particolare il parto. Abbiamo visto come il funzionamento del nostro cervello nuovo possa reprimerle e inibirle. In questo modo abbiamo individuato e precisato la frontiera fra l'essere umano e gli altri mammiferi. L'uomo è il solo mammifero la cui neocorteccia è abbastanza potente da inibire, reprimere e addirittura minacciare gli istinti indispensabili alla sopravvivenza della specie. Al di qua di tale frontiera, la neocorteccia è uno strumento al servizio del cervello e sostiene la dinamica di sopravvivenza. Al di là della frontiera, travalica la sua funzione di strumento. È come se si immischiasse in attività troppo complesse per la sua vocazione originale. Se succede, è la guerra.

Due sapienze diverse

I processi di inibizione possono agire nei due sensi. Il vecchio cervello, il cervello emozionale, può in determinate circostanze inibire il cervello razionale. Tutti sanno che un'emozione intensa può provocare la perdita della capacità di ragionamento logico. Pensiamo al candidato a un esame, paralizzato dalla paura, incapace di risolvere l'equazione che gli sarebbe sembrata facile in altre circostanze.

Le cose succedono come se i due piani avessero sapienze diverse, apparentemente inconciliabili. Il cervello nuovo, il cervello che fa da supporto all'approccio scientifico, ci dà le nozioni di tempo, di spazio, di limite, compreso quello della nostra esistenza personale. Ci dà il senso della nostra identità. Sembra che questi due ultimi, nell'essere umano, vengano raggiunti solo a un certo stadio di sviluppo della neocorteccia (stadio dello specchio). La nozione di limite nel tempo porta alla consapevolezza della morte.
Le strutture antiche ci dicono che apparteniamo all'universale. Sono il sostegno del senso religioso, che trascende le nozioni di tempo e di spazio. Fin tanto che il vecchio cervello ci spinge a vivere e a sopravvivere ed è insieme il supporto del senso religioso, fino a quando esisteranno esseri umani che lottano per la vita, il senso religioso universale continuerà a manifestarsi, perché è indissociabile dalla natura umana.

È significativo che a un certo stadio del parto molte donne esprimano paura della morte e che poi, al di là di questo stadio la paura sembri superata. È allora che il parto può concludersi rapidamente con un autentico riflesso di eiezione. È come se la consapevolezza e la paura della morte, sostenuta dal cervello nuovo, sparissero appena raggiunto un particolarissimo stato di coscienza. La donna che partorisce sembra avere a disposizione un meccanismo psicologico capace di liberarla, al momento giusto, dalla consapevolezza e dalla paura che caratterizzano la nostra specie... Questo meccanismo psicologico consiste nella riduzione del controllo da parte del cervello nuovo.

In una prospettiva scientifica, la vera sapienza è quella accumulata dalla neocorteccia. Nella prospettiva di un Buddha, di un mistico, il sapere autentico si ottiene solo per mezzo della meditazione, eliminando il turbine di stimoli sensoriali e di idee che ci distraggono continuamente. Il fossato che separa la sapienza dei due cervelli è la ragion d'essere della filosofia, che non può dissociarsi dalla propria epoca, perché si riferisce al sapere scientifico, anch'esso evolutivo.

Necessità diverse

Dotati di due sapienze diverse, i due cervelli hanno anche necessità talmente diverse, da sembrare inconciliabili. Come si possono mettere d'accordo la curiosità scientifica e il bisogno di irrazionale di magia, di superstizione, il bisogno di credere? Non è fuori luogo in un contesto scientifico, allora, osservare che la fede, soddisfazione di un bisogno del cervello antico, influisce sulla qualità di funzionamento dei sistemi di adattamento più primitivi, cioè sulla salute. In altre parole la scienza attuale può parlare di nuovo della 'fede che salva'.

L'esempio ci dice che la relazione spesso conflittuale fra i nostri due cervelli non significa divorzio. D'altra parte la nostra opposizione fra cervello vecchio e nuovo è volutamente semplicistica. La fisiologia contemporanea suggerisce che la parte destra della neocorteccia è più vicina al vecchio cervello della parte sinistra e anche che potrebbe esserci una differenza legata al sesso. D'altra parte ci sono situazioni in cui, con ogni evidenza, le attività del cervello vecchio e del cervello nuovo si armonizzano, si completano, si potenziano l'una con l'altra. Possiamo prendere come esempio il canto e la sua funzione.

Il canto

Torniamo ai luoghi dove si nasce, a queste Maternità dove le donne incinte possono ritrovarsi per cantare. Il canto è un'attività specificamente umana e il riemergere dei bisogni umani fondamentali è molto forte durante la gravidanza. Non ci sono società umane che ignorino il canto. Lo studio di ciò che caratterizza l'essere umano all'interno del mondo dei mammiferi implica in ogni caso una riflessione sul canto. L'ho capito cantando con donne incinte in Francia, in Gran Bretagna, negli Stati Uniti.
Una Maternità è l'ambiente ideale per constatare come la voce umana possa essere al servizio delle strutture cerebrali più primitive. Lo è al momento del grido caratteristico dell'ultima contrazione prima della nascita. Lo è al momento del primo grido del nuovo nato. E d'altra parte siamo capaci di produrre nell'animale vocalizzazioni dello stesso tipo stimolando per mezzo di elettrodi zone molto precise del cervello primitivo. Ma quando la donna incinta chiede al medico se il suo tasso di anticorpi anti-D è cresciuto dalla visita precedente, in quel momento mette la sua voce al servizio degli strati più recenti della neocorteccia. Infine, durante il canto, la voce è contemporaneamente al servizio del cervello emozionale e di quello che presiede al linguaggio. La trasmissione diretta di emozioni per mezzo della melodia e del ritmo è completata dall'uso delle parole. Nell'essere umano dotato di linguaggio, il canto è l'esempio perfetto dell'armonia tra i due cervelli.
Tuttavia la funzione vocale non è la sola che possa essere tanto al servizio del cervello primitivo quanto di quello nuovo. È così anche per l'insieme della funzione respiratoria, senza la quale non esiste attività vocale. La nostra respirazione è di

solito sotto il controllo di strutture nervose molto primitive, tanto che respiriamo senza pensarci. Ma la neocorteccia può assumersi la responsabilità dei movimenti respiratori. Io posso decidere di respirare improvvisamente in fretta e superficialmente. Durante il canto i due cervelli riescono ad armonizzare il loro potere di controllo.

Una chiave per la comprensione dell'essere umano

Lo studio della funzione del canto è una chiave per la comprensione dell'essere umano. In realtà, durante qualsiasi attività artistica, una tecnica, cioè la neocorteccia specificamente umana, si mette al servizio di una funzione controllata da strutture più antiche. La tecnica del musicista permette la trasmissione di emozioni per mezzo dei suoni. La tecnica del pittore trasmette emozioni per mezzo di segnali visivi. La poesia è la trasmissione di emozioni per mezzo di quella forma elaborata di comunicazione che è il linguaggio. La tecnica del danzatore stimola emozioni indotte dal movimento del corpo e dal ritmo. La gastronomia ha come supporto le funzioni digestive. L'arte dei profumi, la funzione olfattiva. L'erotismo, la funzione di accoppiamento. Non ci sono funzioni fisiologiche che non possano essere supporto di una attività artistica. È significativo che arte e artificio abbiano la stessa radice. In realtà, l'arte è l'espediente usato dall'uomo per mettere in armonia i suoi due cervelli.
Gli esseri umani hanno sempre cercato di attenuare la divisione, la dicotomia fra la ragione da un lato, e l'istinto, l'emozione, la fede, la passione dall'altro. Sono sempre stati alla ricerca di mediatori e l'acqua sembra sia stata riconosciuta come tale in tutti i tempi e dappertutto.

L'acqua

Tutte le religioni e tutte le arti di guarigione hanno sfruttato il potere dell'acqua. Dalle fonti sacre delle tradizioni antiche fino al battesimo di Cristo nel Giordano; da Esculapio fino alla moderna talassoterapia. La malattia dell'essere umano è la sottomissione esagerata del cervello arcaico alla neocorteccia. Per questo religione e medicina sono indissociabili. Guarire l'essere umano, liberare il suo senso religioso, armonizzare l'attività dei suoi due cervelli, è esattamente la stessa cosa.
Così come in una Maternità ho capito la funzione del canto, in una Maternità ho preso coscienza del potere dell'acqua sugli esseri umani. Durante il parto molte donne hanno un'irresistibile attrazione per l'acqua. Vogliono fare una doccia. Vogliono fare un bagno. Per certe donne in travaglio sembra che l'acqua sia l'elemento che permette di fuggire, di tagliarsi fuori dal mondo. Le future madri sono attirate dalle Maternità che hanno piccole piscine da usare durante il parto. In certe città, per esempio a Londra, possono noleggiare piscine smontabili, trasportabili, facili da adattare alla nascita in casa. Le donne si distendono nell'acqua durante il periodo di dilatazione del collo dell'utero, che in questo modo sembra più corto e meno doloroso.
Purché la donna non ci entri troppo presto, l'immersione nell'acqua a temperatura corporea può avere effetti spettacolari. In certi casi si può osservare un fenomeno interessante: è come se a partire da un certo stadio del parto, quando ha raggiunto uno stato di coscienza speciale, quando ha dimenticato tutto quello che ha imparato, tutto quello che ha letto o sentito dire, la madre sapesse che il bambino può nascere nell'acqua. E, in realtà, la nascita del neonato umano nell'acqua è una possibilità.

L'uomo: primate acquatico

Ci sono ben altri modi per scoprire che l'essere umano è un primate acquatico. Che cosa fanno i cittadini di tutte le età durante le vacanze? Si sistemano su una spiaggia e guardano le onde. E se non sono in vacanza vanno a vedere e a rivedere film dei quali sia protagonista il mare. E dove passano la luna di miele? A Venezia o alle cascate del Niagara.

Per capire il potere dell'acqua sull'uomo si pensa prima di tutto alla vita intrauterina, nel liquido amniotico. Il nostro cervello primitivo si sviluppa in una fase acquatica della nostra esistenza, ma questo non spiega l'attrazione che hanno per l'acqua gli umani, specie se paragonati ai loro cugini più prossimi, le grandi scimmie antropomorfe: scimpanzé, gorilla e oranghi. Anche loro hanno avuto una vita prenatale acquatica, ma non amano l'acqua. Come far quadrare questa differenza? Il problema porta a dar credito alla teoria dell'emergenza dell'uomo, formulata nel 1960 da Sir Alister Hardy, dell'Università di Oxford.

La teoria tiene conto del fatto che una parte del continente africano fosse probabilmente coperto dal mare nell'epoca che corrisponde all''anello mancante' della storia della nostra specie. Tutti i caratteri che fanno degli umani un'eccezione fra le grandi scimmie possono essere interpretati come segni di adattamento all'acqua, o come elemento in comune con i mammiferi marini. Secondo questa tesi, lo spettacolare sviluppo della nostra neocorteccia sarebbe avvenuto durante questa fase di adattamento alla vita in mare. Già l'etologo austriaco Konrad Lorenz aveva constatato che gli animali acquatici hanno una scatola cranica più grande di quella dei loro cugini terrestri. La lontra che vive in acqua, per esempio, ha una scatola cranica più grande dell'ermellino, Il 'monaco buddhista' o talapoin, scimmia nuotatrice del Gabon, ha una scatola cranica grande

in rapporto al volume del corpo. Solo delfini e balene hanno raggiunto un grado di encefalizzazione che tollera il confronto con l'essere umano. Una delle spiegazioni più plausibili è che il mare offre grandi quantità di minerali e di altre sostanze alimentari favorevoli allo sviluppo cerebrale.
Prendere in considerazione questa ipotesi significa supporre che i nostri due cervelli si siano sviluppati nell'acqua. Da un lato lo sviluppo del cervello primitivo si è compiuto in gran parte nell'utero, cioè nell'acqua. Dall'altro la neocorteccia potrebbe essersi sviluppata considerevolmente durante una fase acquatica della nostra evoluzione. In altre parole l'ambiente liquido può avere profondamente impregnato la nostra memoria individuale, da un lato, e la nostra memoria in quanto specie, dall'altro. Perché stupirci, allora, del fatto che l'acqua sia il mediatore tipo fra i nostri due cervelli?

Il concetto di salute

La parola salute, applicata all'essere umano, non ha ricevuto finora definizioni soddisfacenti. Anche in questo ambito, per raggiungere alcuni progressi, occorrerà avvalersi della nozione di coesistenza dei due cervelli.
La definizione medica considera la salute come assenza di malattie. Questa definizione, o meglio la definizione implicita trasmessa dal vocabolario e dai comportamenti medici, va respinta. È la buona salute che permette, per esempio, di far fronte all'attacco di un microbo o di adattarci a nuovi microbi, al prezzo di una lotta, vale a dire di una malattia e della sua corte di sintomi, da cui usciamo vincitori. Una malattia può essere proprio l'espressione della buona salute.

La parola salute significa il modo in cui funzionano i nostri sistemi di adattamento. Ma non tutti i sistemi di adattamento. Quali sono quelli implicati in ciò che si è convenuto di chiamare salute? Non si potrà rispondere a questa domanda fin tanto che il cervello sarà studiato come un tutto unico e i sistemi ormonale e immunitario considerati come entità separate.

I sistemi di adattamento

Il senso comune sa distinguere senza esitazioni i sistemi di adattamento che appartengono al regno della salute da quelli che le sono estranei. Quando metto avanti l'orologio di un'ora per regolarlo sull'ora legale, metto in gioco le mie capacità di adattamento. Fanno parte del territorio della salute? No. Perché? Quando invece mi adatto a un brusco sbalzo di temperatura, utilizzo capacità di adattamento che appartengono al regno della salute. Perché? Studiate in questo modo un certo numero di esempi e troverete che i sistemi di adattamento implicati in ciò che siamo abituati a chiamare 'salute' hanno come punto in comune il fatto di essersi sviluppati molto presto nella vita dell'individuo. La salute è il modo in cui funzionano i nostri sistemi di adattamento più vecchi, quelli maturati più precocemente. In ciò che chiamiamo comunemente salute è direttamente implicato il cervello arcaico, non il nuovo.

Una rete unica

Per capire la parola salute, non solo è necessario ancora una volta separare il cervello vecchio da quello nuovo: dobbiamo anche sbarazzarci delle barriere artificiali costruite fra cervel-

lo, sistema ormonale e sistema immunitario. È una rete unica, dentro la quale circolano costantemente informazioni. Come si possono separare sistema ormonale e sistema nervoso, se il vecchio cervello è prima di tutto una ghiandola? Come si fa a considerare il sistema immunitario un'entità separata da quando conosciamo meglio cellule che sembravano particolari di questo sistema, come i linfociti? Oggi si sa che attraverso le loro membrane possono secernere ormoni e ricevere messaggi ormonali. Possono anche secernere gli stessi mediatori chimici delle cellule nervose, e reagire ai loro messaggi.
Questa nuova definizione porta a mettere l'accento sull'inizio della vita dell'essere umano, il periodo in cui il 'sistema di adattamento primario' giunge a maturità e permette di intravvedere che tutto ciò che avviene nel 'periodo primario', vale a dire fra il concepimento e la fine della prima infanzia, influenza la fase di maturazione del vecchio cervello e degli altri sistemi di adattamento implicati in quella che chiamiamo salute.

La rinuncia a difendersi

I comportamenti di base, che possono influenzare lo stato di salute in senso positivo o negativo, sono anch'essi profondamente radicati e sostenuti, con ogni evidenza, dalle strutture antichissime cui appartiene il vecchio cervello. Si può sostenere oggi che la situazione patogenica tipica, vale a dire la situazione tipica che crea le malattie, sia il comportamento di chi rinuncia a difendersi. È quello che succede quando, di fronte a una minaccia, non è possibile lottare né fuggire. Ci si può solo sottomettere. Quando i topi ricevono una serie di scosse elettriche, non si ammalano a causa delle scosse elettriche, ma perché non sono in grado di lottare o di fuggire al momento dell'aggressione. Ogni situazione di sottomissione porta alla secrezione di alti tassi di ormoni come il cortisolo, il cui effetto a lungo termine è una specie di suicidio psicologico. Alcune catene metaboliche sono particolarmente vulnerabili e gli squilibri hanno tendenza a ripetersi sempre nello stesso senso (valgano come esempio gli squilibri fra i regolatori cellulari che chiamiamo prostaglandine). Quando in una nursery un neonato impara che è inutile piangere, che è inutile esprimere i propri bisogni, fa già l'esperienza di una situazione di rinuncia a difendersi.

La collera

Anche i meccanismi di difesa nei confronti delle situazioni patogene hanno radici profonde. Uno di questi meccanismi è la collera. Nella sperimentazione sugli animali si può scatenare un comportamento di collera stimolando una zona precisa del cervello primitivo. È interessante osservare che in questo caso gli attacchi tendono a dirigersi verso gli animali dominanti. La collera è una reazione sana che riduce al minimo gli effetti nefasti di una situazione di sottomissione. È un comportamento molto primitivo. Sappiamo tutti che un bambino di un anno può esprimere una collera reale. Se i suoi bisogni fondamentali non vengono soddisfatti, il bambino può anche usare soddisfazioni sostitutive. Questo è il significato dell'oggetto transizionale, l'oggetto cui il bambino si attacca profondamente e che può anche essere un vecchio straccio sporco.

Dunque, esattamente come lo studio del parto e degli altri fatti importanti della vita sessuale, lo studio della funzione del canto, del significato dell'arte, del sentimento religioso e del potere dell'acqua, anche una definizione moderna della parola salute richiede che si tenga conto della dualità del nostro cervello.

La nascita dell'uomo ecologico

Dalla fine del XX secolo tutte le domande, tutti gli argomenti di studio, tutte le interpretazioni del fenomeno 'uomo' devono essere inseriti nel contesto di una biosfera in pericolo. L'essere umano va studiato in primo luogo come potente agente di desertificazione, come superpredatore. Per la sua capacità di annientare ogni forma di vita il mammifero umano merita un posto molto speciale nel mondo vivente. Da quando l'ecologia come scienza ha portato alla creazione di una coscienza ecologica, molti si sono chiesti come potremmo cessare di distruggere la terra. Alcuni hanno riposto la loro speranza in una tecnologia appropriata, di tipo ecologico. Altri hanno puntato su una società ecologica. Altri ancora hanno introdotto le nozioni di filosofia ecologica e di umanesimo ecologico. Io ho sostenuto che la priorità andava alla genesi di un uomo diverso, alla 'nascita dell'uomo ecologico', di un essere umano che avesse un atteggiamento positivo nei confronti della vita.

Tutti quelli che conoscono bene i bambini molto piccoli sanno fino a che punto il nostro atteggiamento verso la vita sia profondamente radicato e integrato nella nostra personalità, fin dalla più tenera infanzia. La pedagogista Maria Montessori ha raccontato l'episodio significativo di un bambino indù di due anni che guardava per terra e sembrava tracciare una linea con il dito. Una formica ferita aveva perduto due zampe e

camminava a fatica ed egli cercava di aiutarla lisciando la pista con il dito. Un altro bambino, avvicinatosi, vide la formica e la schiacciò. Con questo aneddoto, M. Montessori voleva mostrare come un atteggiamento positivo nei confronti della vita possa essere distrutto già a due anni di età.
Lo studio comparato di culture diverse suggerisce che certi gruppi umani hanno saputo preservare una specie di istinto ecologico. Per esempio i Pigmei dicono: «Non abbattete mai un albero». È significativo che le culture che hanno più rispetto per la vita, per la Madre-Terra, come quelle dei Maori (Australia), dei Pigmei (Africa), degli Huichol (Messico), sono anche quelle che disturbano meno la relazione madre-bambino. Un bambino pigmeo è spesso nutrito al seno per oltre cinque anni e la notte non ha altra coperta che sua madre. In altre parole sembra esserci una correlazione fra la natura della relazione tra l'essere umano e la Madre-Terra e la natura della relazione del bambino con sua madre.

L'attaccamento alla terra

Uno studio dell'attaccamento alla terra diventa indissociabile dallo studio del processo di attaccamento del bambino a sua madre. Chi ha studiato il processo di attaccamento in modo scientifico ha messo l'accento sulla nozione di periodi 'sensitivi' o fasi critiche, brevi, finalizzate a un determinato apprendimento e poste in prossimità della nascita. È così anche per gli studiosi di etologia comparata che, al seguito di pionieri come Konrad Lorenz, osservano i comportamenti animali e umani. Chi ha studiato le basi ormonali di questo processo d'attaccamento, ha compreso il ruolo degli oppiacei naturali, o endorfine, e la loro proprietà di creare abitudine e dipendenza.

Con ogni probabilità il sistema delle endorfine ha una funzione importante nel periodo che precede e che segue la nascita. Sembra dunque che i periodi importanti, detti critici o sensitivi, in cui l'attaccamento madre-figlio può essere indebolito o rispettato, si situino nell'età in cui il cervello primitivo è ancora in via di sviluppo. Dire che l'atteggiamento verso la vita è un carattere profondamente radicato, riconoscibile all'età di due anni, significa attribuire una funzione preponderante all'epoca in cui si sviluppa il cervello che condividiamo con tutti i mammiferi, cioè al periodo di dipendenza dalla madre. Un atteggiamento positivo nei confronti della vita sembra andare di pari passo con lo sviluppo senza ostacoli di un forte cervello primitivo, arcaico, istintivo.

La sapienza dell'istinto

Naturalmente l'uomo ecologico sarà anche uno scienziato. L'ecologia, o studio delle interrelazioni fra piante, animali e ambiente, è in primo luogo una scienza. E riguarda anche la nostra neocorteccia. Coinvolge nella sua totalità l'essere umano, che meriterà finalmente la qualifica di *sapiens*, sapiente, il giorno in cui porrà il proprio super-ordinatore neocorticale al servizio della vita, al servizio di un potente attaccamento alla vita.
Le priorità indotte dalla nostra riflessione sulla nascita dell'uomo ecologico sono l'opposto delle priorità correnti. È più elegante, sulle orme di intellettuali come Arthur Koestler, lamentare l'insufficienza del dominio della neocorteccia sulle follie del cervello arcaico. Arthur Koestler, autore di libri dai titoli significativi, come *Il caso del rospo ostetrico* e *Il principio di Giano*, sognava la scoperta di una favorevole combinazione di

enzimi che desse alla neocorteccia un diritto di veto sul cervello animale e correggesse l'evidente svista dell'evoluzione. Questa fiducia assoluta nell'intelletto, associata al disprezzo per il sapere del cervello istintivo, del cervello che spinge a vivere e a sopravvivere, può portare solo al suicidio individuale o collettivo. Lottare per la vita non è razionale. Forse non a caso Koestler si è suicidato.

Oggi noi affermiamo l'atteggiamento esattamente contrario rispetto agli intellettuali che propendono verso il suicidio. È venuto il momento di riabilitare il cervello primitivo, di fidarsi di lui se, nella storia personale di ognuno, non è stato messo sotto scacco durante la fase di dipendenza dalla madre. A umiliare il cervello primitivo non si comincia con l'insegnamento autoritario e precoce alla pulizia, la cosiddetta 'educazione degli sfinteri', ma si comincia molto prima: con la prima poppata.

Colostro e civiltà

Il colostro è la sostanza che il neonato trova nel seno di sua madre prima che sia disponibile il latte propriamente detto. Il colostro, evocatore della prima poppata, è in primo luogo il simbolo dell'istinto.
Ma è anche la sostanza di cui viene privato il figlio dell'uomo acculturato. Ed evoca altrettanto bene la repressione delle forze istintive.

Se volete ammirare l'inimitabile complessità dei processi fisiologici che precedono e seguono la nascita, se volete scoprire il loro sottile intrico, studiate il colostro. Dedicategli ore, giorni, mesi, e non avrete che un primo accenno della ricchezza di un soggetto che ha molte prospettive diverse.

Un concentrato di anticorpi

Partiamo da ciò che il colostro delle prime ore contiene in abbondanza: è un vero concentrato di anticorpi, le sostanze che proteggono contro ciò che è estraneo, si tratti di microbi, di virus o di cellule vive che non ci appartengono.
I più abbondanti anticorpi, chiamati IgA, il neonato non sa ancora fabbricarli, né gli vengono trasmessi attraverso la placen-

ta. Si trovano nel colostro a decine di grammi per litro nelle prime ore che seguono la nascita. Sono i protettori delle fragili mucose dell'intestino e delle vie respiratorie.
Questi anticorpi hanno come bersagli privilegiati i microbi e i virus presenti nell'ambiente della madre, vale a dire quelli con cui il bambino deve coabitare dalla nascita.

L'azione immunitaria

Il colostro delle prime ore contiene anche milioni di cellule ad azione immunitaria per millilitro cubo. La settimana dopo saranno solo migliaia. Questi 'macrofagi', insieme con diversi tipi di globuli bianchi, sono in grado di neutralizzare e di digerire i germi più temibili. In realtà il colostro è un autentico esercito, capace di stroncare qualunque tipo di infezione. Contiene fino a dieci grammi per litro di una ingegnosa arma anti-infettiva chiamata lattoferrina. Una molecola di lattoferrina può catturare e nascondere due atomi di ferro, e in questo modo affamare, indebolire e rendere vulnerabili i batteri. La lista delle armi anti-infettive conosciute è ancora provvisoria. Ciascuna ha il suo specifico modo d'azione. Fra loro ci sono il lisozima, l'interferone, i leganti dell'acido folico... 'Venire al mondo' significa penetrare bruscamente nel 'mondo' dei microbi. Non ci sono microbi nell'intestino del feto che sta per nascere. Ventiquattr'ore dopo la nascita ce ne sono a miliardi per grammo. I microbi non sono gli stessi se il bambino è stato lasciato digiuno, se gli è stata data acqua zuccherata o un 'piccolo' biberon di latte artificiale o se ha consumato solo colostro. L'avvenire della flora intestinale dipende dalla natura dei germi che occupano il territorio per primi.

Se il neonato ha succhiato solo colostro, i germi più numerosi sono del genere 'bifidobacterio' accompagnati da qualche colibacillo cui il bambino è adattato, perché lo riceve dalla madre. Il neonato ha bisogno di essere contaminato al più presto dai microbi satelliti di sua madre, cioè dai microbi domestici. In questa maniera sarà protetto nel modo migliore contro l'aggressione di microbi più pericolosi.

L'azione di rinforzo

In realtà è artificioso dissociare lo studio delle strategie anti-infettive e lo studio dei fattori che rinforzano la mucosa intestinale. Alla nascita l'intestino è molto permeabile. Permeabile alle proteine estranee, ai virus, alle tossine microbiche, ai germi. Ma la mucosa intestinale va rinforzandosi tanto più velocemente quanto più il bambino succhia colostro. Effettivamente fattori di crescita come la taurina favoriscono la rapida proliferazione della mucosa. Si possono avvicinare a questi altri fattori di crescita che non hanno bersagli particolari, come lo zinco.

L'importanza degli acidi grassi insaturi

Tutte le classi di sostanze nutritive e la loro evoluzione quando il colostro diventa latte meriterebbero di essere approfondite. Ne evitiamo la noiosa rassegna, ma ricordiamo comunque la natura particolare dei corpi grassi che entrano nella sua composizione, e in particolare la ricchezza del colostro per quanto riguarda gli acidi grassi cosiddetti 'insaturi a catena lunga', simili a quelli che si trovano negli oli di pesce o in certi preziosi oli vegetali come l'olio di onagra. Questo elemento assume un'importanza fondamentale se si considera che l'essere umano è caratterizzato dall'enorme sviluppo del suo cervello, costituito in gran parte da corpi grassi; gli acidi grassi insaturi a catena lunga fanno appunto parte della sua struttura.

Il neonato sa trovare il colostro

Studiare la complessità inimitabile del colostro è anche studiare l'evoluzione rapida, da un giorno all'altro, delle concentrazioni di diverse sostanze nutritive e di sostanze anti-infettive. Significa meravigliarsi di fronte al comportamento del neonato, che è in grado di cercare la mammella e di trovarla, già nella prima ora che segue la nascita. Se in quel momento la mamma e il bambino sono bene al caldo, l'uno contro l'altra, nella penombra, in completa intimità, il piccolo trova da sé la mammella. Spesso mezz'ora, tre quarti d'ora, un'ora dopo la nascita. Ci si è chiesti che cosa guidi il bambino verso il seno. È probabile che ci siano molti fattori, come la piccola differenza di temperatura rispetto alla pelle circostante, di circa mezzo grado, e soprattutto l'odore particolare. Ecco perché è importante evitare gli odori aggressivi nel luogo della nascita.
Non solo il piccolo sa trovare il seno, ma la madre, ancora impregnata degli ormoni che le hanno permesso di partorire, ancora immersa nel particolare stato di coscienza che tende a tagliarla fuori dal resto del mondo, sa tenere il suo bambino, sa coordinare istintivamente il proprio comportamento con

quello del neonato. Questo è vero a tal punto che ho visto donne che offrivano il seno mezz'ora dopo la nascita, pur avendo dichiarato di non voler allattare.

'Attaccare il bambino al seno'

Non so impedirmi di pensare a scene come queste quando certi intellettuali cercano di farci credere che gli esseri umani non hanno istinti. Di sicuro non hanno mai visto una madre e il suo bambino appena nato in un'atmosfera di perfetta intimità, di spontaneità completa. Anche l'espressione 'attaccare il bambino al seno', usata qualche volta a proposito della prima poppata, esprime una conoscenza imperfetta delle potenzialità istintive di cui l'essere umano dispone in tali circostanze. Nella mia esperienza di parti in casa la poppata nell'ora che segue la nascita è la regola quasi assoluta. Ma nessuno 'attacca il bambino al seno'. La madre e il bambino coordinano le loro azioni. Basta non disturbarli.

Il colostro, sostanza 'sospetta'

Con tutta la nostra ammirazione per il colostro e per le capacità istintive dell'essere umano, siamo tentati di fare una domanda innocente: si possono immaginare società così crudeli da impedire la consumazione immediata di questa preziosa sostanza? La risposta a questa domanda è una chiave per la comprensione del 'fenomeno uomo'. La grande maggioranza delle civiltà che la storia e l'antropologia hanno potuto studiare ha usato mezzi artificiosi per rendere impossibile, o per limitare, la consumazione del colostro. Molte civiltà lo considerano addirittura una sostanza cattiva, da evitare, anche da spremere e da gettare via. Questo atteggiamento negativo nei confronti del colostro è quasi universale.

In Africa

Nella maggior parte delle culture africane il colostro era assimilato a pus, o a veleno, e quindi andava evitato. Questo atteggiamento è stato riportato con precisione a proposito degli africani della Sierra Leone e del Lesotho. In molte tribù un rituale disturba o ritarda l'assunzione del colostro. Per esempio fra i Bemba, nello Zambia, l'usanza è di dare al neonato dei grumi di cereali con l'intenzione di facilitare l'apertura della bocca. Dopo di ciò la madre può dare il seno. I Pigmei invece hanno un comportamento eccezionale, perché consentono una prima poppata indisturbata.

In Asia

Anche nel continente asiatico è diffuso il pregiudizio di considerare cattivo il colostro. Già due secoli avanti Cristo, nelle Indie, la medicina ayurvedica raccomandava miele e burro chiarificato nei primi quattro giorni, mentre il colostro andava spremuto e gettato via. In Afghanistan il *fela*, o colostro, era sostituito da erbe amare, dolciumi e grani di issopo. In Giappone, nei primi tre giorni, si dava un elisir chiamato *juni gokoto*. L'elisir era preparato usando come base un certo numero di erbe e di radici. Il numero degli ingredienti variava secondo la casta: fino a dieci per i neonati delle classi ricche, per i poveri solo cinque.

Probabilmente questi comportamenti e queste convinzioni sono intrecciati fra loro. Per esempio nella Corea moderna, dove il sessanta, settanta per cento dei neonati è nutrito al seno, l'inizio dell'allattamento materno comincia solo al quarto giorno, dopo tre giorni di biberon. Né i medici, né le madri discutono questa pratica, che va di pari passo con la separazione delle madri e dei bambini durante il soggiorno in ospedale. È significativo che le madri accettino senza protestare questa separazione, mentre non concepirebbero che un bambino più grande fosse ricoverato in ospedale senza la presenza costante di un membro della famiglia.
Le procedure non sono molto diverse nella Cina nel suo complesso, con qualche variante locale o regionale. Anche qui si tratta di sopravvivenze profonde di un lontano passato. In tutte le Maternità che ho visitato in Cina nel 1977 si rifiutava il seno ai neonati fino ai tre giorni di vita. Da allora non è cambiato niente e oggi i cinesi impiegano senza dubbio più energia per diventare maestri delle tecniche di fecondazione *in vitro* che nello studio e nella divulgazione delle proprietà del colostro.

In America

Gli atteggiamenti negativi nei confronti del colostro non hanno risparmiato il continente americano e sono stati segnalati in particolare a proposito degli indiani del Guatemala. I Sioux disturbavano apertamente l'inizio della relazione madre-neonato e la consumazione del colostro era incompatibile con i loro rituali. Anche in una società molto centrata sulla madre, come quella dei Maya, sembra che l'ora della prima poppata fosse molto disturbata. L'antropologa tedesca Brigitte Jordan, autrice del libro *La nascita in quattro culture*, ha potuto studiare nella penisola dello Yucatan le pratiche di un'ostetrica che aveva conservato una parte delle tradizioni ancestrali. Non vi si dice apertamente che il colostro sia cattivo e che il bambino non debba essere subito attaccato al seno, ma i video, gli scritti e le parole di Jordan suggeriscono che la consumazione precoce del colostro è molto limitata. Il bambino non arriva tra le braccia della madre prima che l'ostetrica gli abbia fatto il bagno, lo abbia fasciato e che qualcuno magari gli abbia dato un po' d'acqua. E se si tratta di una bambina le vengono forate le orecchie prima del sessantesimo minuto di vita.

In Oceania

Anche dai canti di nascita degli aborigeni dell'Australia si può dedurre che il bambino non trova il seno immediatamente. Annette Hamilton, per esempio, ha studiato le condizioni di nascita sulla costa settentrionale di Arnhem Land, una zona in cui l'influenza europea è stata debole fino al 1930. Sembra che il bambino venisse messo prima di tutto in una culla di corteccia d'albero, su una coperta o nelle mani della nonna o delle sorelle. I Maori si distinguevano invece dalla maggior parte delle altre culture dell'Oceania perché non disturbavano la poppata immediata.

Le società occidentali

Anche le società occidentali hanno sempre manifestato il loro disprezzo per il colostro. Nel VI secolo, lo storico bizantino Procopio ha riportato i costumi dei popoli nomadi del nord della Svezia. Il neonato era immediatamente attaccato a un al-

bero, avvolto di pelliccia e nutrito di midollo d'ossa. Nell'epoca biblica il colostro veniva spremuto e il bambino purgato con miele, per pulire l'intestino, finché non fosse disponibile il latte vero e proprio. I medici greci, i medici romani e poi i medici occidentali hanno condiviso le stesse credenze. Nel II secolo dopo Cristo, Sorano prescriveva alle madri di aspettare tre settimane prima di dare il seno. Nel Medio Evo, una delle purghe utilizzate era l'acqua di rose. A volte si dava alla madre un neonato più avanzato in età, che veniva considerato in grado di digerire il colostro. In Bretagna il bambino non doveva essere messo al seno prima del battesimo, vale a dire fino a due o tre giorni di vita. Se il bambino avesse succhiato latte prima della cerimonia, il diavolo avrebbe potuto penetrare nel suo corpo insieme con il latte.
Nell'Inghilterra dei Tudor e degli Stuart il colostro era apertamente considerato pericoloso e andava gettato via. La madre era considerata impura finché duravano i lochi, cioè le perdite di sangue che seguono il parto. Non poteva dare il seno se non dopo una cerimonia religiosa di purificazione e di ringraziamento chiamata *churching* (da *church*, chiesa). Nel frattempo il piccolo veniva purgato, con burro e miele o con zucchero, oppure con olio di mandorle dolci o con vino zuccherato. Molti quadri mostrano un neonato nutrito con il cucchiaio mentre la madre è a letto.

Primi riconoscimenti

Sembra che il primo medico occidentale distintosi nel vantare i meriti del colostro sia stato, nel Settecento, William Cadogan. Anche lui sosteneva l'utilità di purgare il bambino, ma aveva osservato che il colostro è purgativo. Forse non sarà un caso che alla fine di quel secolo, in Gran Bretagna, la mortalità neonatale sia molto diminuita; tuttavia l'influenza di questo pioniere non si è estesa e pochi bambini occidentali hanno avuto diritto al colostro nel XIX e nel XX secolo. Quando nel corso degli anni Settanta, nei congressi, ho descritto l'atmosfera che rende possibile la poppata nell'ora che segue il parto, molti hanno creduto che raccontassi storie.

Oggi nessuno oserebbe mettere apertamente in dubbio il valore insostituibile del colostro. È elegante ripetere che il bambino dev'essere 'attaccato al seno' il più presto possibile. Ma nella pratica questo è un argomento che scotta e sul quale si preferisce non insistere. Le persone serie non hanno tempo per approfondire la questione. Andate in una biblioteca medica e cercate la parola chiave 'colostro'. In pochi istanti scoprirete che i veterinari pubblicano su questo argomento più dei medici per gli esseri umani. Di fatto il passaggio di anticorpi attraverso la placenta è più importante nei bovini che negli uomini e gli allevatori di cavalli da corsa sanno che un puledro che non abbia mai succhiato il colostro non sarà mai un campione.

Complessi di colpa

Così come stanno le cose, si elimina il complesso di colpa vantando regolarmente il valore del colostro ma si mantengono condizioni di nascita in cui i bambini non hanno la possibilità di succhiarlo subito e completamente. Prima di tutto, nel contesto di un grande ospedale moderno poche donne raggiungono il complesso equilibrio ormonale che consentirebbe loro di partorire con i propri mezzi. Hanno bisogno di droghe sostitutive che disturbano, a cascata, i successivi processi fi-

siologici. Poi, appena il bambino è nato, ci sono sempre cose più urgenti da fare che proteggere l'intimità della coppia madre-bambino. La madre e il neonato sono spesso circondati da formiche petulanti. Si inietta alla madre un ormone sintetico per aiutare lo scollamento della placenta. Non si aspetta a tagliare il cordone. Si aspira il muco dalle vie respiratorie del bambino, anche se sta gridando energicamente. Si fa luce senza esitare per valutare lo stato del perineo. Si valuta il 'punteggio di Apgar', un punteggio che viene attribuito al bambino a uno e cinque minuti dopo la nascita, in base all'esame di alcuni parametri vitali (colorito cutaneo, frequenza cardiaca, reazione agli stimoli, attività motoria e respirazione). È urgente mettere gocce negli occhi, pesare, cercare malformazioni. Si ha fretta di vedere la placenta. Bisogna sbrigarsi a ripulire la sala in previsione della prossima nascita. Il neonato passa la prima notte nella nursery perché la madre ha bisogno di riposare e quindi non si esita a dargli un po' d'acqua zuccherata o anche un piccolo biberon di latte.
Oggi si hanno a disposizione mezzi sottili, indiretti per ridurre il contatto madre-neonato. In modo analogo, si parla molto del legame precoce padre-bambino, con il rischio di ridurre al minimo la funzione protettiva del padre.

I motivi dell'atteggiamento negativo

Il parallelo fra le virtù scientificamente dimostrate del colostro, da una parte, e l'atteggiamento universalmente negativo nei suoi riguardi, dall'altra, provoca un commento: «Ci sarà bene una ragione per tutto questo». Il commento porta alla

ricerca di una spiegazione, di un'interpretazione. L'etnologa Margaret Mead è stata forse la sola ad aver posto il problema e suggerito una risposta.
Mead avanza l'ipotesi che la privazione del colostro possa avere un effetto di selezione genetica: solo i più adatti riescono a superare gli scogli del periodo perinatale in tale stato di privazione. D'altra parte l'interpretazione è poco soddisfacente: non sembra probabile che il processo di selezione si realizzi a prezzo di un deliberato indebolimento della salute di tutti i membri del gruppo.
Propongo allora un'altra interpretazione. L'emergere dell'essere umano risale a molti milioni d'anni fa. Nel corso di questi milioni d'anni tribù hanno eliminato tribù, civiltà hanno eliminato civiltà, gruppi hanno dominato in misura sempre maggiore il mondo animale e il mondo vegetale. Come abbiamo visto, i soli gruppi umani che abbiano ancora discendenti su questo pianeta in questi ultimi millenni sono quelli che hanno saputo coltivare con la massima efficacia il potenziale di aggressività di cui dispone l'essere umano. Sono quelli che hanno adottato gli artifici più efficaci per raggiungere questo scopo. Il mezzo più efficace per rendere l'uomo aggressivo è perturbare la relazione madre-neonato. Dire che il colostro è cattivo è un modo semplice di indebolire questa relazione. Dire che il colostro è cattivo è stato fino a oggi un vantaggio sul piano della selezione.

Crudeltà culturali

In realtà la privazione del colostro è solo un esempio fra tanti delle crudeltà di cui dispone l'uomo culturalizzato nei confronti del neonato. La crudeltà verso il neonato, l'intrusione

nella sua relazione con la madre possono prendere forme molto diverse. La circoncisione neonatale, le fasce strette, il battesimo per immersione nell'acqua fredda hanno lo stesso significato. Quando Igor Tjarkosvkij tuffa il bambino nell'acqua gelida o gli fa subire diverse contorsioni con l'intenzione di abituarlo all'acqua, o di rafforzarlo, o di sviluppare le sue forze spirituali, è difficile pensare che si tratti dell'opera di un pioniere: le pratiche e gli atteggiamenti che propone evocano piuttosto il passato.
Questi comportamenti avevano un senso fin tanto che la parola d'ordine è stata, per ogni gruppo umano, dominare gli altri gruppi umani, per l'essere umano dominare le altre specie viventi, e per la specie umana in generale dominare il pianeta. Nell'epoca della consapevolezza ecologica, le priorità del passato sono cadute in prescrizione, anzi invertite. Oggi la parola d'ordine è fermare la distruzione della biosfera e conservare un atteggiamento positivo nei confronti della vita. Le crudeltà verso i neonati non hanno più senso.

L'istinto ecologico

Pochissime civiltà sono riuscite a sopravvivere senza adottare strategie simili. Sono quelle che si sono isolate su territori poco accessibili o poco appetibili e hanno saputo integrarsi perfettamente all'ecosistema. È il caso degli Huichol del Nord-Ovest del Messico, dei Pigmei delle folte foreste equatoriali, e anche, in una certa misura, dei Maori, insediati nella Nuova Zelanda, alla fine del mondo, e protetti dalla geografia fino al XIX secolo. Il punto comune di tutte queste culture è un senso profondamente radicato dell'ecologia, una specie di istinto ecologico.

Gli Huichol parlano dell'"altro mondo' quando si riferiscono alla follia distruttiva degli uomini. I Pigmei hanno un rispetto senza riserve per l'albero e i Maori venerano la Madre-Terra. L'altro punto comune è che l'inizio della relazione madre-bambino non viene turbato e la consumazione del colostro pare venga effettuata senza restrizioni. Uno studio comparativo fra le culture porta a stabilire un parallelo fra la relazione del neonato con sua madre e la relazione fra gli umani e la Madre-Terra. Anzi, alcuni gruppi umani hanno stabilito esplicitamente questa concordanza. Per esempio, fra i Sioux, l'uomo ideale è il guerriero coraggioso e pieno di aggressività. La donna ideale è la moglie o la sorella di questo tipo di uomo. I Sioux dicevano apertamente che per raggiungere questo ideale bisognava impedire il contatto intimo fra il neonato e sua madre e il contatto del neonato con la terra. Per questo, al momento della nascita, quattro fra i guerrieri più coraggiosi tenevano gli angoli di una coperta su cui la donna giaceva, lontano da terra. A loro modo avevano una nozione di periodo sensitivo, di periodo critico.

La rivoluzione del colostro

La rivoluzione che ci aspettiamo avrà una dimensione planetaria. Noi la chiamiamo 'la rivoluzione del colostro' e presuppone un cambio radicale di atteggiamento, proprio perché esige il riconoscimento delle nostre radici più profonde, della nostra condizione di mammiferi. In situazioni normali i mammiferi, e in particolare i nostri cugini primati, non sono crudeli con i neonati. Come mai gli uomini lo sono diventati? Una esperienza realizzata su una specie di bertuccia è molto significativa. Nell'ambiente naturale la bertuccia si separa dal resto del gruppo per partorire durante la notte. La futura madre va a mettersi in cima a un albero e mette al mondo due gemelli. Uno sperimentatore, studiando queste scimmie in cattività, ha eliminato il ciclo giorno-notte illuminando l'ambiente in modo permanente. Le femmine sono state molto disturbate da questa situazione e hanno avuto parti lunghi e difficili. Il fatto significativo è stato lo strano nervosismo, il pericoloso bisogno d'attività che si è impadronito degli altri membri del gruppo al momento della nascita. Alcuni hanno cominciato a mangiare la placenta e, probabilmente per errore, anche uno dei piccoli.

Il resoconto di questa esperienza permette di intravvedere perché le femmine dei mammiferi si isolano, si nascondono per la nascita della loro progenitura. Non tanto per proteggersi dai predatori, quanto per prevenire l'attività incontrollata degli altri membri del gruppo. A quanto sembra, è questa la ragione dell'intimità ricercata dalla maggior parte delle femmine dei mammiferi.

Rituali aggressivi

Si capisce allora come molti rituali aggressivi, trasmessi di generazione in generazione, siano in realtà varianti di comportamenti profondamente radicati. Si possono interpretare in questo senso molte pratiche mediche per le quali è facile, a posteriori, trovare una spiegazione razionale. Per esempio il bisogno di controllare e di tagliare il perineo, una pratica difficile da giustificare dopo la pubblicazione di studi controllati che suggeriscono, come cause principali delle lacerazioni gravi, l'episiotomia e la posizione sdraiata con i piedi nelle staffe. Oppure il bisogno di tagliare subito il cordone, quando non c'è nessuna ragione imperativa di interrompere brutalmente la circolazione fra il bambino e la placenta. Non si contano le pratiche mediche che sono state proposte e messe in opera nel periodo di eccitazione che segue la nascita di un bambino. Alcuni aspirano il contenuto dello stomaco del bambino. Ora, il liquido contenuto nello stomaco è ricco di sostanze come la gastrina, un ormone che ha una funzione importante nella mobilità del tubo digerente. In alcuni Paesi, come gli Stati Uniti, è frequente la circoncisione alla nascita, al di fuori di qualsiasi considerazione religiosa. I medici la giustificano presentando statistiche comparate di infezioni urinarie. Ma se la preoccupazione primaria fosse davvero la prevenzione delle infezioni nel bambino, andrebbe piuttosto incoraggiata la nascita in mezzo ai microbi quotidiani, nelle condizioni più favorevoli per l'assunzione tempestiva e completa del colostro.

La negazione del bisogno di intimità

Il fenomeno primario, il fenomeno originale che ha condotto alla svalutazione del colostro e alla moltiplicazione dei rituali e delle pratiche mediche aggressive è la negazione del bisogno di intimità. È la negazione della nostra condizione di mammiferi. Il punto di partenza della rivoluzione del colostro si pone esattamente a questo livello. Si tratta, veramente, di una 'controcultura'.

La rivoluzione del colostro esige la riscoperta delle priorità autentiche e questa va in senso contrario rispetto al normale comportamento umano. È più elegante mettere l'accento sul bisogno di aiuto, sul bisogno di accompagnamento, sottintendendo che una donna non è in grado di partorire da sé. Il bisogno di aiutare, difficile da distinguere dal bisogno di osservare e di controllare, entra facilmente in conflitto o addirittura in contraddizione con il bisogno di intimità della persona assistita. La rivoluzione del colostro è una tappa obbligata verso la riarmonizzazione tra istinto e scienza, cervello primitivo e neocorteccia. Non è un'utopia. È un processo già innescato.

I sintomi di una controcultura

Alcuni sintomi di questo fenomeno controculturale sono significativi, per chi sa vederli e considerarli con l'importanza che si meritano. Per esempio il primo figlio di una donna ebrea è nato in un ospedale convenzionale. Il neonato è stato circonciso secondo la tradizione. Il secondo bambino, anche lui maschietto, è nato a casa, nell'intimità più completa, senza la minima interferenza medica, per terra, di fianco al letto. Ha trovato immediatamente il seno e ha poppato vigorosamente. Nessuno l'ha separato dalla pelle di sua madre, né di giorno né di notte. Nonostante la pressione della famiglia, questo neonato non è stato circonciso. La madre aveva mantenuto intatta la capacità di proteggere il suo bambino appena nato. Il suo istinto di madre ha messo in scacco quattro millenni di dottrina. E non è un esempio isolato.

I luoghi comuni sul neonato

La rivoluzione del colostro rimetterà in discussione molti luoghi comuni sul neonato. Per esempio, si considera tuttora normale che il neonato perda peso nei primi due o tre giorni e che

torni al peso della nascita verso gli otto giorni. È quella che si chiama perdita di peso fisiologica. Era già un fenomeno ben accertato all'inizio del XX secolo quando la maggior parte dei bambini nasceva in casa e ormai stabilito nei trattati moderni, scritti da professionisti che hanno esperienza solo di parti in un servizio ostetrico. Dunque un fenomeno che non si discute e che non viene rimesso in discussione nella maggior parte delle Maternità in cui ci si sforza di non disturbare l'inizio della relazione madre-figlio, l'inizio dell'allattamento, permettendo la poppata immediata e la condivisione del letto della madre.
La nascita in casa mi ha permesso di osservare un'altra specie di bambini: a tre ore di vita ne hanno già passate due succhiando vigorosamente; bambini che mantengono un contatto di pelle con la loro mamma, giorno e notte, in un ambiente familiare. Fra di loro, uno su tre non presenta calo fisiologico e il peso iniziale è abbondantemente superato a una settimana di vita. Questi neonati ci insegnano che la perdita di peso non è obbligatoria. Forse non è nemmeno fisiologica, anche se probabilmente è avvenuta di regola nella maggior parte delle culture umane.
I fisiologi interpretavano il fenomeno come conseguenza della perdita d'acqua necessaria all'adattamento alla vita nell'atmosfera. Adesso bisognerà spiegare com'è possibile che alcuni bambini non perdano affatto peso. Verosimilmente, la ragione principale è che si è sempre sottostimata la quantità di colostro che un bambino può consumare fin dalle prime ore, soprattutto se nato dopo il riflesso di eiezione. Ora il colostro delle prime ore, autentico concentrato di anticorpi e quindi di proteine, è caratterizzato da una enorme pressione osmotica, cioè dalla capacità di trattenere l'acqua. Bisogna aggiungere le molte sostanze nutritive e i diversi fattori di crescita che stimolano tutte le grandi catene metaboliche. È anche probabile che il ne-

onato, accolto fra le braccia da una madre estatica, con il corpo coperto da un asciugamano caldo, in un letto ben riscaldato, sia in uno stato di equilibrio ormonale che si accompagna naturalmente a consumi energetici ridotti al minimo.

Beneficiari privilegiati

I neonati prematuri e i neonati sottopeso dovrebbero essere fra i beneficiari privilegiati della rivoluzione del colostro. Prima dell'era dell'incubatrice, bambini che erano di peso ridottissimo, intorno al chilo, sono sopravvissuti. Ci sono esempi famosi. A quel tempo si metteva il bambino nella bambagia vicino al fuoco. Non si pensava al calore procurato dalla madre, al contatto di pelle, al colostro. Quello che ho imparato con i bambini nati a termine in casa è applicabile alla maggior parte dei prematuri. Ancor più di tutti gli altri questi bambini traggono vantaggio dal nascere facilmente, senza droghe, in mezzo ai microbi domestici e dall'essere messi direttamente a contatto di pelle con la loro madre, giorno e notte, come piccoli canguri. Non mi è mai accaduto di essere chiamato per una nascita prematura a casa. È probabile che nel contesto attuale il tasso di prematurità fra le donne che scelgono di partorire in casa sia molto basso.

Il metodo 'canguro'

Il metodo 'canguro' è nato da una critica all'incubatrice. L'incubatrice è semplicemente una gabbia di vetro con un termostato. Esiste esclusivamente perché dà calore. Ma il bambino nell'incubatrice manca di stimoli cutanei. Per questo, negli Stati Uniti, sono state inventate le TLC *(tender loving cares,* cure tenere e amorevoli). Questo significa che una zelante infermiera stimolerà la pelle del bambino seguendo un protocollo prestabilito.

In più il bambino nell'incubatrice non viene mosso, il che significa che non ha stimolazione dell'orecchio interno, del sistema vestibolare. Per questo è stato inventato il letto oscillante. Ma è anche deprivato di suoni che abbiano un senso. Per cui in un ospedale parigino si è tentato di introdurre una registrazione della voce della mamma. In pratica ci si è accorti che il rumore delle onde aveva lo stesso effetto sul bambino e alla lunga era sopportato meglio dal personale.

Alcuni hanno fatto notare che il senso dell'odorato ha una funzione importante nell'identificazione della madre. E hanno introdotto nell'incubatrice un capo di biancheria impregnato dall'odore della madre.

Se si aggiunge che i microbi che popolano l'incubatrice non sono i microbi della madre e che la madre separata dal suo bambino non secerne il latte nelle migliori condizioni, ci si chiede perché nessuno abbia pensato prima al metodo 'canguro' che consiste nel considerare la madre come la migliore incubatrice possibile. Il bambino è posto in una specie di tasca, vicino al seno, a contatto con la pelle di sua madre, in posizione verticale, giorno e notte, in un ambiente ben riscaldato. Il termine 'bambino-canguro' è venuto da Bogotà, in Colombia anche se, quando sono andato a Bogotà nel 1981 non ho sentito usare questa espressione. Tuttavia la pratica era già diffusa. Il punto di partenza di questo nuovo metodo era stata la penuria di incubatrici, la mancanza di personale esperto e il gran numero di bambini prematuri. Tutti i bambini prematuri, quale che fosse il loro peso, potevano restare contro il corpo della madre e tor-

nare a casa, purché fossero capaci di respirare autonomamente. I tassi di sopravvivenza hanno avuto un aumento spettacolare, in particolare per i bambini di meno di un chilo.
A quell'epoca, a Pithiviers, eravamo già avviati sulla stessa strada, e tra il 1978 e il 1984 un centinaio di prematuri è stato dispensato dal trasferimento in un centro specializzato e tenuto giorno e notte con la madre, alcuni come veri canguri. Noi avevamo il vantaggio di non interrompere il contatto di pelle fin dal momento stesso della nascita, e di evitare gli inconvenienti del trasporto da un servizio medico all'altro.
Si potrebbe supporre che questo atteggiamento fosse destinato a diffondersi rapidamente per il modo. Non è così. Nei Paesi ricchi si pensa che questa sia una tecnica buona per il Terzo mondo. Nella maggior parte dei Paesi in via di sviluppo, i vecchi timori del colostro e della poppata precoce, e insieme la preoccupazione di sembrare 'moderni', influenzano troppo profondamente il comportamento.
Questo non cambia il fatto che il 'bambino-canguro' sia inseparabile dalla grande rivoluzione del colostro, che sta mettendo radici qua e là.

I bambini dell'era del colostro

I bambini dell'era del colostro saranno diversi da quelli di cui ci parlano oggi gli studiosi. La maggior parte degli esperti di lattanti non dice di conoscere una sola 'specie' di bambini: quelli che nascono in ospedale, che non dormono con la loro madre e che vengono svezzati prima di compiere un anno. Viceversa io mi sento sempre più familiare con una nuova specie di cucciolo umano, sconosciuto alla maggior parte degli

esperti. Uno dei compiti base del nostro istituto di ricerca, il Primal Health Research Centre di Londra (dove si studiano le conseguenze della nascita e dell'accoglienza al neonato), è di osservare questi bambini per la durata di una vita intera. Ma fin dai primi giorni le differenze sono evidenti, visibili, facili da scoprire senza bisogno di statistiche sofisticate.
Per esempio i bambini che cominciano a poppare nell'ora che segue la nascita, di solito non presentano ittero o lo hanno in forma assai leggera, soprattutto se nascono a casa e dormono con la madre. Naturalmente la prima spiegazione è che questi bambini non hanno dovuto condividere con la loro mamma perfusioni di glucosio durante il parto e che in generale non hanno subito l'azione di medicinali. In questo caso si tratta di fattori già noti per la suscettibilità di accrescere l'intensità dell'ittero. Ma il fatto essenziale è che probabilmente il colostro di per se stesso, e anche l'atto stesso di succhiare, stimolano i movimenti dell'intestino. In questo modo il pigmento biliare non ha il tempo di essere riassorbito in grande quantità verso la corrente sanguigna dopo aver raggiunto l'intestino.

Gli effetti a lungo termine

Se la consumazione del colostro e il contesto che la rende possibile hanno effetti a breve termine visibili e anche misurabili, la rivoluzione del colostro, in sé, è in primo luogo associata alla speranza di effetti a lungo termine, prima di tutto, sulla salute dell'individuo. Si vive più a lungo quando si è succhiato il colostro? Si può avere la colite ulcerosa quando si è succhiato il colostro? Ci sono mille domande di questo genere che non sono mai state poste e che rappresentano la ragione di esistere del nostro istituto di ricerca sulla salute primaria.

Poi sono da verificare gli eventuali effetti profondi sui nostri modelli mentali. Le società che hanno raggiunto l'epoca storica nonostante il loro rispetto per il colostro non avevano alcuna aggressività verso la Madre-Terra. Al contrario, la veneravano. La rivoluzione del colostro è prima di tutto la fusione dell'immagine della Madre con quella della Madre-Terra ed è rivoluzione nella misura in cui tutto questo implica un ritorno alla nostra condizione di mammiferi e una nuova partenza.

Non basta insegnare che il colostro contiene anticorpi e che bisogna lasciar succhiare il bambino appena lo desidera. Non si tratta di introdurre un metodo facendo astrazione dal contesto.
Per qualcuno, comprendere questa rivoluzione sarà difficile quanto capire la strada che abbiamo imboccato a Pithiviers negli anni Settanta. Per alcuni, Pithiviers era la maternità dove si canta; per altri la 'sala selvaggia'; per altri ancora la piscina, o il parto in posizione verticale, la penombra, la funzione dell'ostetrica, i gruppi di discussione, i bambini-canguro, la mortalità perinatale inferiore al dieci per mille fin dal 1976. Ognuna di queste immagini di Pithiviers, presa da sola, allontana dalla realtà. Pithiviers era qualcosa di più della somma di tutto questo.

Foto e video

L'epidemia è ampiamente diffusa.
È venuta l'ora di attaccarla a fondo. Parlo dell'epidemia di foto e di video a proposito di scene di nascita. Certo, anche noi abbiamo contribuito largamente. C'è stata un'epoca in cui era fondamentale ribaltare le immagini mentali associate ai termini 'parto' e 'nascita'. Bisognava mostrare alternative alla nascita sul lettino ostetrico, in piena luce, con la partoriente circondata da gente che dà consigli.

Ora la priorità è riscoprire il bisogno di intimità, l'importanza della penombra e imparare a eliminare gli osservatori e i diversi modi di osservare.
Certo, quando abbiamo partecipato a programmi televisivi o a riprese fotografiche eravamo consci del bisogno di intimità. Per questo abbiamo sempre cercato di introdurre gli strumenti di ripresa negli ultimi minuti prima della nascita, al punto di non ritorno in cui il rischio di inibire il parto è ridotto. Abbiamo sempre evitato le riprese durante la prima fase del parto e siamo stati molto prudenti prima dell'espulsione della placenta.
Ricordo una donna che dopo aver messo al mondo il suo bambino di fronte alla grossa telecamera della televisione tedesca, ha detto: «È stato meraviglioso! Peccato che nessuno abbia fatto delle foto!»

Questa prassi oggi è cambiata radicalmente. I film e le foto non possono dar conto del bisogno di intimità e dell'importanza della penombra. Le riprese sono ancora più indiscrete in casa che in ospedale.
Per questo nel libro non c'è nessuna foto di parto. L'era post-elettronica, l'era del colostro, è anche l'era post-fotografica.

Le levatrici

Il termine 'levatrice' richiama di solito la figura di colei che accompagna le donne durante il travaglio, le incoraggia, le guida, comunicando con loro non solo tramite il linguaggio ma anche attraverso il contatto fisico. Più raramente si fa riferimento a un'altra figura di levatrice, quella che si tiene in disparte rimanendo seduta in silenzio in un angolo o in una stanza vicina. In realtà è proprio quest'ultima a creare una situazione favorevole al raggiungimento di uno stato di coscienza associato a un parto rapido e privo di difficoltà.

Solo una donna che non si senta osservata può 'lasciarsi andare' per approdare 'su un altro pianeta'. Nel moderno linguaggio scientifico, potremmo dire che in una situazione di questo tipo diventa più facile allentare il controllo neocorticale, ben sapendo che tale meccanismo rappresenta la condizione indispensabile per allontanarsi il meno possibile dalla realtà fisiologica del parto.

Non posso impedirmi di pensare al modo in cui Freud ha compiuto un balzo nella comprensione della natura umana il giorno in cui si è seduto discretamente in un angolo e ha abbandonato l'ipnosi autoritaria. Questo suo atteggiamento ha permesso la libera associazione di idee. Mettere il paziente in condizione di esprimere tutto quello che gli passa per la testa è diventato la via maestra per l'esplorazione dell'inconscio. Fu così che nacque la psicoanalisi. Non sapremo mai con certezza che cosa abbia determinato un tale cambiamento di prospettiva. È possibile che Freud abbia preso sul serio la storia di Anna, che aveva osato chiedere al suo terapeuta, Joseph Breuer – amico di Freud –, di permetterle di parlare liberamente e di fare pulizia nelle sue idee (di «ripulire il camino»). È altrettanto possibile che Freud abbia cercato di mettersi al riparo da eventuali sollecitazioni sessuali da parte di pazienti sotto ipnosi. Un'altra ipotesi è quella che egli abbia semplicemente inteso evitare un coinvolgimento personale.

L'importante è questa apertura nella comprensione della natura umana resa possibile dall'atteggiamento del terapeuta, che ha osato prendere le distanze e mantenere un basso profilo. Un secolo più tardi, facciamo spesso riferimento alle teorie freudiane, ma tendiamo a dimenticare il carattere eminentemente rivoluzionario del loro punto di partenza. Oggi siamo in grado di avanzare interpretazioni per quello che Freud non poteva facilmente spiegare nel contesto scientifico della sua epoca. Allo stato attuale possiamo affermare che una certa riduzione del controllo neocorticale, e anche il fatto di non sentirsi osservati, rappresentano condizioni indispensabili per l'esplorazione dell'inconscio.

Il concetto di *privacy* dovrebbe essere associato all'avvento della psicoanalisi. Perché ciò non accade? La ragione principale risiede semplicemente nel fatto che la maggior parte delle lingue occidentali non possiede un termine equivalente per l'inglese privacy. Non hanno cioè a disposizione un termine preciso in grado di tradurre il fatto di non sentirsi osservati, con una connotazione positiva. In francese, in italiano e in spagnolo, i termini più prossimi sono, rispettivamente, *intimité*, *intimità* e *intimidad*, ovvero gli equivalenti dell'inglese *intimacy*. Il traduttore di uno dei miei libri in tedesco ha associato i concetti di *Privatsphäre* e *Intimsphäre* per esprimere il significato della parola privacy. Ricordo anche ad Atene interpreti che discutevano appassionatamente su quale fosse la migliore traduzione in greco moderno.

Per quale motivo la maggior parte delle lingue non possiede un concetto corrispondente a questo profondo bisogno, condiviso da tutti i mammiferi, di isolarsi per partorire e per morire? Probabilmente la risposta risiede nel fatto che in quasi tutte le culture a noi note il bisogno di privacy alla nascita e alla morte, tipico dei mammiferi, è stato così a lungo disconosciuto che il termine appropriato si è perso, diventando inutile.

Non si tratta di considerazioni puramente accademiche. Al contrario, esse acquistano oggi sempre maggiore importanza, in un'epoca in cui sarebbe auspicabile, in molti paesi, incrementare in modo significativo il rapporto fra il numero di levatrici e il numero di medici. È indubbio che le statistiche sulle nascite registrano dati più positivi nei paesi, come quelli del Nord Europa, in cui il numero di levatrici supera quello dei medici specializzati in ostetricia e ginecologia e la professione di levatrice è ben riconosciuta, al contrario di quanto accade in altri paesi, come Stati Uniti, Brasile o Italia, nei quali le levatrici sono considerate semplici ausiliarie del medico.

Non solo è necessario riconsiderare il numero ancora relativo di levatrici, ma occorre anche ridefinirne il ruolo autentico. Oggi la stessa parola può avere significati diversi. Esiste una grande differenza tra una levatrice europea, con alle spalle anni di formazione nei reparti ostetrici di ospedali universitari, e che non ha mai assistito a una nascita al di fuori di tale contesto, e una levatrice del Texas, che segue i parti in casa forte di una preparazione 'sul campo'.

Non è possibile ridefinire un'autentica figura di levatrice senza ripercorrerne il ruolo durante le varie fasi della storia umana, e anche di quella dei mammiferi. Le sue origini vanno ricercate nel comportamento di alcuni mammiferi. Una femmina esperta è spesso presente alla nascita di un piccolo elefante, mentre altre femmine, rivolte verso l'esterno, si dispongono a formare un cerchio protettivo. Quando nasce un piccolo delfino, sembra che sia spesso presente una femmina che può eventualmente aiutare il neonato a raggiungere la superficie e a fare il suo primo respiro. Gli altri membri del gruppo fanno la guardia e sono pronti ad attaccare gli squali attirati dall'evento. Sembra che tra i mammiferi, quando c'è una 'levatrice', il suo ruolo sia principalmente quello di proteggere.

Presso gli umani, la levatrice era probabilmente in origine la madre della partoriente, oppure un suo sostituto, una parente prossima come una zia o una nonna. Nelle società che hanno preceduto l'agricoltura e la scrittura, sembra che le donne si isolassero in un bosco, in una speciale capanna o in un luogo oscuro, spesso nei pressi di un fiume o di una sorgente. Si può legittimamente pensare che la madre investita del ruolo di levatrice si comportasse un po' come una madre sul terreno di gioco. Il bambino tende a dimenticare la presenza della mamma finché tutto va bene. Non è un caso che in molte lingue la radice della parola che indica la levatrice evochi la figura materna. La madre come levatrice è anzitutto una figura protettiva. È la persona immediatamente disponibile in caso di difficoltà impreviste. A uno stadio più avanzato della storia dell'umanità, fu raggiunto un certo grado di specializzazione. La levatrice era scelta tra le donne più esperte della comunità. Le sue principali qualità erano la saggezza e il carisma. Progressivamente, nel corso della storia, quello della levatrice divenne più un ruolo di supporto che di protezione. Le furono riconosciuti poteri simili a quelli di uno sciamano, per esempio la capacità di comunicare con gli spiriti grazie a particolari invocazioni, erbe dotate di proprietà terapeutiche, oppure tradizionali tecniche di massaggio. La levatrice assunse così il ruolo di agente culturale, e questo portò a una professionalizzazione della sua figura. Le donne cominciarono a essere 'assistite' durante il parto da una persona esperta. In seguito a questo processo lungo e complesso, il ruolo di levatrice è oggi assunto da un tecnico, donna o uomo, membro più o meno anonimo di un'équipe medica.

Di quale levatrice avremo bisogno in futuro? La tendenza è sempre quella di alimentare la credenza profondamente radicata secondo la quale è impossibile dare alla luce un bambino senza qualche misteriosa energia proveniente dall'esterno. Non si insiste quasi mai sul bisogno di privacy e sul suo corollario, il bisogno di protezione. E tanto meno si fa riferimento all'originaria ragion d'essere della levatrice. Ma è proprio di questo che oggi abbiamo bisogno, non fosse altro che per meglio comprendere la fisiologia del parto.

La levatrice di basso profilo capace di rimanere discretamente seduta in un angolo ha una comprensione del processo del parto che non condivide con la levatrice che sente il bisogno di intervenire attivamente. Come Freud ha reso possibile una migliore comprensione dei comportamenti umani mantenendosi in secondo piano, così una levatrice che non si comporta come una guida attiva può trasformare radicalmente la nostra comprensione dei processi fisiologici. Grazie a questa prospettiva, Freud ha scoperto quello che ha definito *transfert*, cioè il fatto di trasporre i sentimenti che si nutrono per qualcuno su un'altra persona. Si può fare un parallelo con il ruolo delle autentiche levatrici. Nel momento in cui si tengono in disparte conservando un basso profilo, possono avere l'impressione di svolgere un ruolo materno e quindi di essere oggetto di transfert: hanno sentito centinaia di donne chiamare la mamma durante il parto.

Il fatto che alcune donne diano l'impressione di comunicare, direttamente o indirettamente, con la loro madre mentre stanno partorendo sottolinea l'importanza degli studi condotti sulle doula da John Kennell e Marshall Klaus. Le doula oggetto di questi studi non avevano alcuna formazione particolare. Erano semplicemente madri con un'esperienza positiva di parto naturale, senza interventi medici. John Kennell e Marshall Klaus iniziarono i loro studi durante gli anni Settanta in due ospedali molto attivi del Guatemala, in cui si registravano da 50 a 60 nascite al giorno e in cui i protocolli erano stati stabiliti da medici provenienti dagli Stati Uniti. I due studiosi furono in grado di dimostrare che la semplice presenza di una doula accanto alla donna in travaglio portava a una drastica riduzione degli interventi medici e a un miglioramento delle statistiche. Proseguirono poi il loro lavoro a Houston, in Texas, tra una popolazione relativamente povera, per la gran parte latinoamericana. Di solito i medici parlavano in inglese, mentre le doula erano in grado di esprimersi in spagnolo. I risultati furono pressappoco gli stessi di quelli registrati in Guatemala. La mia interpretazione è che, in un ambiente così poco familiare, la doula fosse percepita come una figura protettiva. Protettiva come può esserlo una madre. Inoltre poteva essere vista come una sorta di legame con la vita quotidiana, dato che assomigliava alle altre donne della comunità, parlava la stessa lingua e si comportava come loro. Ovviamente gli autori interpretarono i risultati in funzione delle convinzioni dominanti, preferendo esprimersi in termini di 'supporto' piuttosto che di privacy e 'protezione'.

Indipendentemente dalle diverse interpretazioni, questi studi dovrebbero influenzare le pratiche nei paesi industrializzati. Il modo in cui le doula venivano originariamente scelte dovrebbe essere fonte d'ispirazione in un'epoca in cui converrebbe riscoprire il vero ruolo della levatrice. In Francia, per esempio, per accedere a una scuola per levatrici è più importante conoscere la struttura dei mitocondri che aver messo al mondo un bambino.

L'ormone dell'amore

Secondo la scienza contemporanea, esiste un ormone dell'amore.
Come ha fatto notare Niles Newton, ogni volta che si tratta di amore si ritrova l'ossitocina, questo ormone secreto da zone ben conosciute dal nostro cervello primitivo e liberato dalla parte posteriore dell'ipofisi.
L'ossitocina è coinvolta nei preludi dell'atto sessuale e nell'orgasmo maschile e femminile. Le contrazioni uterine dell'orgasmo facilitano l'aspirazione dello sperma e l'incontro fra gli spermatozoi e l'ovulo. È l'ossitocina che permette l'eiezione del feto, che viene liberata prima e durante la poppata. C'è ossitocina nel latte umano: il bambino l'assorbe poppando.
Gli effetti di questo ormone sulle contrazioni dell'utero durante il parto sono ben conosciuti. La secrezione ha un picco nell'ora che segue il parto, al momento del primo contatto fra la madre e il suo bambino. Alcuni sperimentatori hanno scatenato un comportamento materno iniettando ossitocina nei ventricoli cerebrali di femmine di ratto vergini. Altri hanno inibito il comportamento materno iniettando nelle stesse zone del cervello sostanze che contrastano l'effetto dell'ormone. Aggiungiamo che probabilmente c'è un innalzamento del tasso di ossitocina perfino durante il pasto, vale a dire durante un avvenimento che di solito viene condiviso. In tutte queste circostanze l'ossitocina appare come l'ormone dell'altruismo, e in

certa misura dell'oblio di se stessi. È significativo che l'ossitocina deprima la memoria.
Naturalmente un ormone è sempre secreto in un determinato contesto. È sempre un elemento, fra molti altri, di un equilibrio di estrema complessità. Quando dà il seno al suo piccolo, una donna non è più nel medesimo equilibrio ormonale del momento in cui partoriva, o aveva il primo contatto con il suo bambino o faceva l'amore con il suo compagno. In funzione del contesto ormonale l'amore, o la relazione altruista, non vanno nella stessa direzione. Non si concentrano sullo stesso oggetto.

Un equilibrio ormonale particolare

La madre che nutre il suo bambino è in un equilibrio ormonale particolare. È sotto l'effetto di un ormone indispensabile alla secrezione del latte da parte del seno, la prolattina. Ma questo ormone ha ben altri effetti che la messa in attività della ghiandola mammaria. È l'ormone che spinge l'animale a costruire un nido, che scatena il comportamento di difesa aggressiva, tipico delle femmine che allattano. Alcuni dei suoi effetti sul comportamento umano sono stati messi a fuoco attraverso lo studio dei sintomi di tumori che provocano la secrezione di prolattina nella donna e nell'uomo. In primo luogo la prolattina riduce la libido, l'interesse sessuale. Poi tende a generare uno stato di acquiescenza, di sottomissione, e anche un certo grado di ansia. Questi effetti della prolattina sul comportamento sono facilmente decodificabili come vantaggi per la sopravvivenza della specie. Quando una donna allatta, tutti gli effetti dell'"ormone dell'amore' tendono a convergere verso il bambino. L'oggetto d'amore diventa il bambino. L'acquiescenza consente il massimo di disponibilità di fronte alle domande del bambino. Quanto all'ansia, si trasforma in un'accresciuta capacità di vigilanza durante l'allattamento e nella tendenza a evitare le fasi del sonno profondo.

Dal momento che sono gli equilibri ormonali medi di una popolazione a modellare le caratteristiche di un ambiente culturale, abbiamo il diritto di chiederci che cosa caratterizzi la nostra cultura occidentale. La nostra società è rappresentata da un piccolissimo numero di bambini per donna, spesso inferiore a due e, d'altra parte, da una brevissima durata dell'allattamento che si conta in mesi. Nella maggior parte delle altre società umane conosciute, la durata dell'allattamento si conta in anni. In altre parole, tassi elevati di prolattina riguardano solo una minima frazione della vita di una donna occidentale. In altri ambienti culturali, riguardano la maggior parte della vita di una donna adulta. Si potrebbe quindi concludere che la scarsità di prolattina sia una caratteristica specifica della nostra società. È difficile immaginare che questo non abbia ripercussioni sulla scala dei comportamenti collettivi. In questo caso, potrebbe costituire una strada per conoscerci meglio.

Una strada per conoscerci meglio

Partendo da quello che sappiamo riguardo agli effetti della prolattina sul comportamento, è forte la tentazione di fare una domanda innocente: quali sarebbero, a priori, le caratteristiche di un ambiente culturale in cui la prolattina è rara? Si può immaginare che in una società di questo genere la soddisfa-

zione dei bisogni del bambino non sia considerata prioritaria. In una società in cui l'ormone della nidificazione è quasi assente, ci si può aspettare la negazione del bisogno di intimità della donna che partorisce o che accoglie il figlio appena nato. Ci si può aspettare l'abbondanza degli stimoli specificamente erotici, dal momento che l'ormone dell'amore tende a muoversi in una sola direzione, ma anche una mancanza di acquiescenza alle leggi della natura. È possibile anche una certa imprudenza nella relazione con i fenomeni naturali, una certa tendenza a 'giocare col fuoco'. Non dimentichiamo che, in una comunità di scimmie, l'individuo con il tasso di prolattina più basso di tutti è il maschio dominante.
Questa domanda innocente può essere completata da un'altra supplementare: quali sarebbero a priori le caratteristiche di un ambiente culturale in cui la prolattina fosse prodotta con abbondanza? Si può immaginare un atteggiamento verso la vita diverso da quello del nostro mondo. I bisogni dei lattanti e dei bambini sarebbero rispettati e considerati addirittura prioritari. Le stimolazioni erotiche sarebbero rare. Si può ipotizzare una sottomissione estrema alle leggi della natura, al destino. Esiste una società che soddisfa questi criteri in modo quasi caricaturale: è la casta più elevata dell'induismo. All'interno di una famiglia monogamica, i bambini sono nutriti al seno da tre a cinque anni. Gli uomini sono brahmani, sacerdoti che passano la maggior parte del loro tempo in meditazioni profonde, il che significa che sono spesso impregnati di tassi elevati di endorfine. E le endorfine scatenano la secrezione della prolattina. D'altra parte la maggior parte di questi sacerdoti ha un aspetto fisico particolare, con seni alquanto sviluppati. Non c'è bisogno di lunghe discussioni per convincersi che l'atteggiamento verso la vita in una società di questo genere è ben diverso dal nostro.

Tendenze collettive

Mi sono posto queste domande durante una conferenza che riuniva nella stessa sala centinaia di donne nel periodo dell'allattamento. Eravamo come in un altro mondo, con altre priorità. Bisogna ricordare di continuo che quando parliamo di ambiente culturale ci stacchiamo dal livello individuale. Si tratta solo di tendenze su scala collettiva, il che non impedisce una certa diversità di comportamenti individuali. Significa anche che alcuni individui hanno comportamenti che non sembrano perfettamente in accordo con il loro stato fisiologico. È caratteristico delle culture umane modellare il comportamento, ma non bisogna perdere di vista che le culture nascono dall'interazione fra uomini, vale a dire fra esseri viventi. Le culture costituiscono sistemi di adattamento a disposizione dell'*homo sapiens*, animale sociale. Per questo la nostra allusione agli effetti di determinati ormoni sul comportamento è anche un'occasione per mostrare la fragilità, e addirittura l'artificiosità, delle frontiere fra ciò che è biologico e ciò che è culturale.

La visione della nostra civiltà attraverso i dati delle scienze biologiche meriterà di essere approfondita il giorno in cui la priorità verrà data all'avvento di una umanità ecologica, di una umanità che smetterà di dominare la biosfera fino al punto di distruggerla e in questo modo distruggersi. Priorità difficile da imporre in una società in cui la prolattina è rara. Come si può rompere il circolo vizioso?

Allattamento e monogamia

«Il mio bambino si ammala ogni volta che dimagrisco.» Un'osservazione come questa può farla solo una donna che ha allattato a lungo, e solo una donna che ha allattato nel contesto della famiglia nucleare di oggi.
La durata dell'allattamento è una chiave, fino a oggi trascurata, per capire le caratteristiche di una civiltà. In realtà molti sentono spontaneamente, confusamente, senza riuscire con chiarezza ad analizzarne i motivi, che la natura dell'allattamento è un fatto scandaloso, che è meglio lasciar perdere. Affrontare il problema è accettare di fare a pezzi i fondamenti stessi della nostra società.

La durata dell'allattamento

Ogni domanda relativa alla durata dell'allattamento è di per sé una provocazione. Quanto dura un allattamento umano il più possibile fisiologico? Per tutti gli altri mammiferi la risposta è semplice, quasi altrettanto semplice che stabilire la durata della gestazione. Per esempio il piccolo scimpanzé viene nutrito da sua madre per almeno due anni dopo aver passato nell'utero

duecentotrenta giorni. Per l'essere umano non c'è una risposta precisa. E tuttavia è necessario conoscere l'ideale fisiologico: ciò che è fisiologico va considerato un punto di riferimento. Allontanarsi troppo da questo significa sempre esporsi alle punizioni della dea Nemesi, la dea incaricata di castigare gli uomini che si comportano come se fossero dèi.
Per rispondere alla domanda si possono cominciare alcune ricerche. Per esempio si possono confrontare individui che sono stati allattati per più di tre o quattro anni con altri che sono stati allattati meno, o per nulla. Si può scegliere di valutare lo stato di salute o i risultati scolastici, o catalogare i comportamenti. In futuro studi di questo genere si moltiplicheranno.

Correlazioni scandalose

Ma per portare elementi di risposta a questa domanda provocatoria si possono anche utilizzare correlazioni... scandalose. Primo gruppo di correlazioni scandalose: in tutte le società poligamiche l'allattamento al seno si prolunga per diversi anni. E la poligamia è di gran lunga il regime matrimoniale più diffuso nel mondo. Nel suo quadro di cinquecentocinquantotto società considerate rappresentative, l'antropologo americano George Peter Murdock ha dimostrato che la poligamia ufficiale si riscontra nel settantasei per cento del campione. L'osservazione porta a due gruppi di domande. Primo, in che misura la famiglia poligamica facilita l'allattamento prolungato? Secondo, può darsi che i legami stretti e prolungati fra il bambino e sua madre favoriscano successivamente la capacità di condividere un marito o una moglie? In altri termini, è possibile che l'abbreviazione del rapporto con la madre esacerbi ulteriormente la tendenza all'amore-possesso, rendendo inadatti alla poligamia?

Secondo gruppo di correlazioni, ancor più scandalose perché riguardano Paesi occidentali vicini fra loro per livello di vita e posizione geografica nel Nord dell'Europa. In Svezia, dove il sessanta per cento dei bambini è ancora nutrito al seno per sei mesi, il tasso di separazione coniugale pare sia del cinquanta per cento. Sembra che le separazioni avvengano per la maggior parte dei casi nell'anno che segue una nascita. Secondo le statistiche del 1986, ci sono stati 19518 divorzi su 37017 matrimoni nel corso dell'anno. I divorzi hanno coinvolto 21127 figli sotto i diciotto anni. 4290 matrimoni erano durati meno di quattro anni. In Olanda, dove il numero dei bambini allattati al seno a sei mesi è ridottissimo, il tasso di separazione scende al venticinque per cento. In Gran Bretagna, dove le percentuali di allattamento sono intermedie, le percentuali di separazione sono nella zona intermedia corrispondente. Naturalmente queste valutazioni sono approssimative. Bisogna tener conto delle considerevoli differenze fra il tasso dei matrimoni ufficiali e quello delle unioni libere. Per esempio la Gran Bretagna è uno dei Paesi europei in cui sono più frequenti i matrimoni ufficiali: in questo caso il numero dei divorzi, ufficialmente alto, è ingannatore.

Difficoltà per la coppia

Queste correlazioni non avrebbero attirato la mia attenzione se non avessi ricevuto, con significativa frequenza, le confidenze di coppie in difficoltà durante un allattamento prolungato. Di solito tutto comincia con l'angoscia del marito, che viene scatenata dalla perdita del desiderio sessuale da parte della moglie. L'uomo tende a interpretare il disinteresse sessuale della moglie come un disinteresse per la sua persona e

ha bisogno di essere rassicurato. Alcuni mariti portano la moglie dal sessuologo. Aggiungiamo tra parentesi che i sessuologi non stabiliscono, in genere, una relazione fra la perdita della libido e l'allattamento.
Naturalmente non dobbiamo perdere di vista che questo succede in un ambito culturale in cui è considerato normale riprendere l'attività sessuale poco tempo dopo il parto. Quando una donna lascia la Maternità spesso le viene chiesto che metodo di contraccezione sceglierà. Questa domanda pura e semplice è significativa e vale come un incitamento. È così, che alcuni comportamenti possono rifarsi al modello dominante anche fra le donne che allattano a lungo. Anzi alcune donne sostengono che i loro rapporti sessuali sono più soddisfacenti proprio durante il periodo dell'allattamento. Oppure considerano immutato il loro desiderio sessuale, ma evitano i contatti cutanei sotto la cintura... o hanno bisogno di lubrificanti vaginali artificiali... oppure la loro libido non può esprimersi a causa di un dolore a livello della cicatrice dell'episiotomia, o per la stanchezza.
Non per questo è meno vero che quel che si legge nei libri o si ascolta nelle conferenze tradisce una sottostima, anzi un'ignoranza della diminuzione del desiderio sessuale nella donna che allatta. Proprio perché è malconosciuto e male interpretato, questo calo della libido è spesso fonte di angoscia e di conflitti.

Il matrimonio monogamico

Considerare nel loro insieme le correlazioni fra poligamia e allattamento prolungato, i tassi comparati di divorzio nei vari Paesi, gli effetti deprimenti della prolattina sulla libido, e le confidenze delle coppie in difficoltà durante l'allattamento

rende inevitabile un'altra domanda provocatoria: la monogamia è compatibile, su scala culturale, con l'allattamento materno prolungato?
Parlare di monogamia è innanzi tutto parlare di matrimonio. È penetrare in qualcosa specificamente umano. Nella maggior parte delle società di mammiferi, e in particolare di primati, le femmine hanno una grande libertà sessuale. I maschi entrano in competizione fra loro e quando è necessario si battono per dominare gli altri maschi e fecondare il maggior numero possibile di femmine. I maschi più vigorosi, quelli che dominano gli altri, sono quelli che trasmettono più geni. In questo modo viene assicurata la selezione. Per gli zoologi i mammiferi che vivono in coppie monogamiche come i lupi, i castori o le piccole antilopi dik-dik sono quasi delle curiosità.

La caratteristica specifica degli esseri umani è la capacità di coordinare, di strutturare azioni collettive, come la caccia o la guerra, possibili solo al prezzo di una riduzione dell'aggressività fra i maschi di uno stesso gruppo. Nasce da qui il controllo sociale della sessualità. Nasce da qui la spartizione delle femmine. Nasce da qui, a partire da un certo stadio di evoluzione dell'umanità, il matrimonio.

La società poligamica

La forma matrimoniale più diffusa è il matrimonio poligamico. È impossibile definire un elenco esauriente delle società poligamiche: sarebbe troppo lungo. È impossibile anche indicare tutte le possibili varianti del matrimonio poligamico, altrettanto innumerevoli. È più fruttuoso e più rapido sottolineare certi punti comuni. Sembra che in tutte le società poligamiche i bambini dormano con la madre e succhino al seno per parecchi anni, spesso da tre a cinque, a volte anche di più. In tutte le società poligamiche, i rapporti sessuali sono normalmente proibiti per una gran parte del periodo dell'allattamento. Spesso c'è addirittura una completa segregazione dei sessi che comincia durante la gravidanza. La madre si riaccosta a suo marito solo dopo che il bambino ha raggiunto una certa età, che varia secondo le culture. A volte il movimento del ricongiungimento viene celebrato.

Il controllo della sessualità

Il passo successivo del controllo sociale sulla sessualità è la monogamia, che costituisce la forma di matrimonio più diffusa nel mondo industrializzato. La monogamia domina in Europa da una ventina di secoli. Contrariamente a quanto spesso si crede, all'origine non è un fenomeno cristiano, ma un fenomeno greco-romano. I primi cristiani hanno generalmente adottato e assimilato la forma di matrimonio che tendeva a imporsi nel loro tempo. In realtà la Bibbia non contiene alcuna condanna esplicita della poligamia: la virata culturale ha avuto luogo fra l'Antico e il Nuovo Testamento. Nell'Antico Testamento ci sono esempi innumerevoli di venerabili patriarchi poligami. Non ce n'è neppure uno nel Nuovo Testamento, in cui il problema viene trascurato. Solo un'epistola di Paolo a Timoteo precisa che i vescovi e i diaconi «devono essere sposati a una sola donna». Nel corso dei secoli alcuni teologi predicarono la monogamia e nel 1563 ci fu l'anatema contro la poligamia lanciato dal Concilio di Trento. La maggior parte delle chiese cristiane rifiutò ai poligami l'accesso ai sacramenti.

Eppure ci sono sempre stati, nell'ambito della cristianità, tentativi di riabilitazione della poligamia. La poligamia fu proclamata a Munster nel 1534, quando la città cadde sotto il controllo degli anabattisti. Munster divenne un centro di moralità estremamente austero, in cui l'adulterio e la fornicazione erano passibili della pena di morte. La fornicazione comprendeva i rapporti sessuali con la moglie incinta. Ci fu, nel XVII secolo, l'eloquente difesa della poligamia di Johan Leyser, pastore e insegnante. Johan Leyser sacrificò tutto alla sua idea fissa. La sua enorme erudizione fu messa esclusivamente al servizio della causa della poligamia. Nella stessa epoca il celebre poeta inglese John Milton, dopo aver militato in favore del divorzio, si fece cantore del matrimonio plurimo in un trattato dedicato alla sua interpretazione della dottrina cristiana, che venne pubblicato solo nel XIX secolo. È probabile che questa pubblicazione abbia avuto un'influenza sull'instaurazione del modello mormone della poligamia. I mormoni costituiscono l'unico esempio di restaurazione della poligamia su scala sociale. La poligamia mormone, come il mormonismo in genere, ha avuto origine nelle visioni e nelle rivelazioni dell'americano Joseph Smith. La rivelazione sulla poligamia risale ufficialmente al 1843, e il matrimonio poligamico è sopravvissuto all'assassinio di Joseph Smith, all'abbandono della città di Nauvoo nell'Illinois e alla creazione di Salt Lake City. Dopo la promulgazione di leggi estremamente severe da parte delle autorità americane, e numerose persecuzioni, un manifesto delle autorità ecclesiastiche mormoni finì per siglare l'abbandono della poligamia nel 1890. Ma alcuni fondamentalisti perseverarono. Ne ho incontrati vicino a Missoula, nello stato del Montana.

In Africa, dove la poligamia è radicata profondamente, perfino qualche teologo cattolico si è reso conto che fare dell'adozione della monogamia una condizione per essere ammessi alla chiesa era una manifestazione di etnocentrismo. Significa imporre agli africani un'istituzione non cristiana, ma europea, e senza la sanzione delle Scritture. Tuttavia la maggior parte delle chiese cristiane ha rifiutato i sacramenti ai poligami, con l'eccezione di piccole chiese indipendenti come una setta rhodesiana che si è scissa dagli Avventisti del Settimo Giorno con lo scopo «di aiutare i poligami a entrare in cielo».

Effetti secondari

È importante sottolineare che chi vanta i meriti dell'una o dell'altra forma di matrimonio, poligamica o monogamica, non prende affatto in considerazione il periodo di allattamento dell'essere umano. Per esempio, per i suoi sostenitori, la poligamia avrebbe il vantaggio di adattarsi alle fluttuazioni del rapporto fra il numero degli uomini e il numero delle donne. La bigamia legalizzata è stata proposta nell'ex URSS in base ad argomentazioni puramente statistiche, in un'epoca in cui c'erano centosettanta uomini scapoli per cento donne nubili. Si può trovare su questa base la spiegazione della maggior frequenza della poliginia (più donne per un uomo) rispetto alla poliandria (più uomini per una donna). E in realtà la caratteristica di una società poliandrica come i Toda dell'India è l'eccesso di uomini. Altri sottolineano che la poligamia tende a far diminuire la prostituzione, il numero dei divorzi, dei figli naturali, degli infanticidi, nonché la delinquenza.
Altri invece mettono l'accento su quelli che considerano effetti secondari negativi della monogamia. Per esempio, secondo Engels, la storia insegna che la prima opposizione di classe ha

coinciso con lo sviluppo dell'antagonismo fra uomo e donna all'interno del matrimonio monogamico. Qualche femminista degli anni Settanta ha rimesso in discussione anche il matrimonio monogamico. Barbara Leon ha fatto notare che per gli uomini non era una novità prendersela con questo tipo di matrimonio: per lei l'unica novità era il fatto di dare all'opposizione alla monogamia lo statuto di una ideologia. Da parte sua, chi teorizza la diffusione della monogamia la considera come la sola forma matrimoniale che consente al vero amore coniugale di svilupparsi e di sbocciare. L'accento viene posto sui legami all'interno della coppia. Bisogna aggiungere che allo stato attuale delle conoscenze mediche, l'unione rigidamente monogamica è la migliore protezione contro il cancro del collo dell'utero e le malattie a trasmissione sessuale.

Le priorità dell'allattamento

La priorità non viene mai assegnata agli imperativi dell'allattamento. Non si stabiliscono mai correlazioni fra i bisogni fondamentali del nuovo nato e la struttura della famiglia. Prendere come punto di partenza la nostra condizione di mammiferi, cominciare a interrogarsi sulle strutture familiari che facilitano un allattamento il più possibile fisiologico porta a stabilire correlazioni inusitate. Siamo costretti a riconoscere che in tutte le società poligamiche le madri dormono con il loro figlio e l'allattamento può essere prolungato in funzione della domanda del bambino. Il che ci porta a notare che nel quadro delle grandi religioni monoteiste con immagine divina maschile, il solo testo di riferimento che assegni un'importanza particolare all'allattamento materno e alla sua durata è il Corano. Ebbene, il Corano permette a un musulmano di avere fino a quattro mogli, e alle vedove, ripudiate e divorziate di contrarre nuovo matrimonio. Nella venerazione che può guadagnarsi un essere umano, la madre viene immediatamente dopo Dio e il suo profeta, molto prima del padre.

Inversamente, prendere come punto di partenza gli imperativi dell'allattamento materno obbliga a prendere coscienza degli ostacoli all'allattamento che sono inerenti alla famiglia monogamica e che si sono manifestati ancora prima dell'evoluzione verso la famiglia nucleare.

Già fra i Greci c'erano schiave dette *doula* la cui funzione era nutrire per sei mesi i figli dei padroni. Le donne dell'alta società temevano di compromettere la propria salute e la propria linea e anche di trascurare i loro 'doveri'.

Nell'Antico Testamento, nel periodo di transizione verso la monogamia, Geremia testimonia la difficoltà, anzi la ripugnanza che certe donne provavano per l'allattamento. Indirizzandosi a quelle che per essere alla moda rifiutano di nutrire il loro bambino, Geremia commenta: «Anche i mostri marini offrono il seno alla loro progenitura».

Dalla balia al biberon

Il ricorso alle balie, ben noto nell'Europa occidentale fino al XIX secolo, ha lo stesso significato. Le donne di città, purché ricche a sufficienza, mandavano i loro bambini alle balie che vivevano in campagna. Di solito le nutrici appartenevano alle classi sociali più deboli e a volte si davano anche alla prostituzione. Alcune madri abbandonavano o soffocavano il proprio bambino per darsi a questi lucrativi mestieri. C'è stata un'epoca in cui la scelta di una buona 'nutrice' era un capitolo importante nei libri destinati alle ostetriche. Notiamo, fra parentesi, che le balie e le prostitute delle società monogamiche hanno in comune il fatto di essere mercenarie che vendono sostituti dell'amore, si tratti di amore materno o di amore coniugale. La *doula*, la balia, come la schiava nera nutrice di certi stati americani, era la spia di quell'atteggiamento verso l'allattamento che avrebbe portato al biberon. L'arte di preparare un biberon divenne un capitolo fondamentale dei trattati di puericultura. L'allattamento artificiale ha conosciuto il suo massimo sviluppo a metà del XX secolo, con l'apparizione massiccia sul mercato dei latti in polvere industriali, detti 'umanizzati'.

La riscoperta del valore dell'allattamento

Oggi l'allattamento materno è considerato di nuovo un valore su scala collettiva. È incoraggiato ufficialmente dagli operatori professionali e dalle autorità, ma si scontra con grandi difficoltà. La situazione attuale è caratterizzata da una maggioranza di madri che iniziano l'allattamento ma non lo portano più in là di tre-sei mesi. Gli organi della sanità pubblica cercano di capire perché i tassi di allattamento materno calino così in fretta. Si parla del lavoro delle donne, ma si osserva lo stesso fenomeno in molte donne che non lavorano. Si danno consigli, ma nessuno ha il coraggio di dire che dividere il letto con il bambino è una chiave per eliminare molte difficoltà dell'allattamento. Nessuno si azzarda a immaginare che le difficoltà dell'allattamento materno potrebbero essere inerenti alla famiglia nucleare monogamica. Per allattare un bambino per qualche anno, una donna contemporanea dev'essere dotata di una

insolita capacità di resistenza alle pressioni sociali, comprese quelle intrafamiliari.
Nella nostra società, oltre a scontrarsi con numerose difficoltà, l'allattamento prolungato per diversi anni deve oggi circondarsi anche di nuove precauzioni, inedite, per evitare alla salute del bambino alterazioni ancora poco conosciute. Un esempio è il bambino che si ammala ogni volta che sua madre dimagrisce, che ci obbliga ad aprire una parentesi su quella che potrebbe diventare una preoccupazione importante. Ormai tutte le persone coinvolte nel problema dell'alimentazione del neonato devono orientare le loro preoccupazioni verso un fenomeno assolutamente tipico della società industriale.

Gli acidi grassi nell'alimentazione umana

Conosciamo tutti l'importanza degli acidi grassi nell'alimentazione umana. Alcuni sono addirittura detti essenziali perché l'organismo non può fabbricarli da solo e devono quindi essere inclusi obbligatoriamente nella razione alimentare. Quasi tutti gli acidi grassi trovati in natura hanno una forma caratteristica. Si dice che appartengono alla serie 'cis'. Ci sono solo poche eccezioni, come alcuni acidi grassi rinvenuti nello stomaco dei ruminanti, la cui molecola prende un'altra forma, chiamata 'trans', per effetto dei microorganismi caratteristici di quell'ambiente.
Improvvisamente, nel mondo industriale, un numero sempre maggiore di molecole di questi acidi grassi 'trans' è stato introdotto artificialmente nell'alimentazione, a causa della raffinazione degli alimenti e in particolare dell'idrogenazione degli

oli e della fabbricazione delle margarine. È stato anche calcolato che, in alcuni consumatori, gli acidi grassi 'trans' sembrano coprire attualmente dal sette al dieci per cento dei bisogni energetici.

Eppure questi acidi grassi vanno considerati come falsi amici. Primo, perché si trovano in alimenti allettanti e diffusissimi. Poi perché entrano in competizione con i loro omologhi utili e così bloccano alcune importanti catene metaboliche. Possiamo considerarli veri e propri veleni. Ora, di recente è stato dimostrato che il latte della donna di oggi contiene una proporzione importante di acidi grassi 'trans'. Pare che ce ne siano cinque volte di più nel latte di una tedesca che in quello di una africana. E sembra che il latte di una donna americana ne contenga 1,6 volte più del latte di una donna tedesca. La cosa è preoccupante perché gli acidi grassi 'buoni' hanno una funzione importante nello sviluppo del cervello del neonato e nella composizione delle membrane cellulari. Inoltre sono all'origine degli importanti regolatori biochimici chiamati prostaglandine.

Ma da dove vengono i pericolosi acidi grassi assorbiti dal neonato contemporaneo?

Dall'alimentazione di sua madre, naturalmente. Ma non solo da quello che mangia la madre che allatta. In realtà queste molecole si trovano in grande abbondanza nei tessuti adiposi. Ogni volta che la madre perde peso il bambino riceve un supplemento di questi acidi grassi. Bisogna aggiungere che i prodotti tossici incorporati frequentemente all'alimentazione moderna, come gli insetticidi, tendono anch'essi ad accumularsi nell'adipe. La loro liberazione nel latte va di pari passo con la liberazione degli acidi grassi pericolosi.

Questi recentissimi dati non costituiscono buone ragioni per scoraggiare l'allattamento materno. Al contrario, questi dati si accompagnano alla consapevolezza della funzione insostituibile di alcuni acidi grassi, detti 'polinsaturi a catena lunga', che sono assenti nei latti artificiali, e la cui funzione era stata sottovalutata fino a poco tempo fa.

Evitare gli acidi grassi pericolosi

Una delle conclusioni pratiche è che le donne incinte e le donne che allattano devono imparare a evitare gli acidi grassi pericolosi. Devono evitare gli oli raffinati, le margarine, i pasticcini, i fritti, i fast food, e così via. Oggi, di fronte all'importanza della posta in gioco, abbiamo il diritto di chiederci se non sarebbe saggio suggerire alle madri di prendere supplementi di acidi grassi polinsaturi a catena lunga, come quelli apportati dagli oli di pesce e dall'olio di onagra. L'altra conclusione è che perdere peso durante l'allattamento non è una questione indifferente. Il che ci riporta alle difficoltà e alle contraddizioni specifiche della famiglia nucleare monogamica.

Riconsiderare gli atteggiamenti

Queste considerazioni non vanno intese come argomenti in favore dell'una o dell'altra struttura familiare. Hanno soltanto l'obiettivo di suscitare riflessioni in un momento in cui l'atteggiamento verso l'allattamento materno prende una nuova direzione. La scienza dimostra autorevolmente il carattere inimitabile del latte materno e del legame madre-bambino. La sanità pubblica attuale amplia i punti di vista di una medicina tradizionale essenzialmente curativa.

Siamo anche in un'epoca in cui le strutture familiari si evolvono in modo rapido e subdolo. Ufficialmente siamo in una società monogamica. In realtà siamo in una società in cui regnano due tipi di poligamia.

La poligamia 'seriale'

In questa forma di poligamia l'uomo e la donna hanno più coniugi uno dopo l'altro. Quando si sa che il tasso dei divorzi in molti Paesi occidentali è ogni anno fra il sette e il tredici su mille matrimoni e che la maggior parte dei divorziati si risposa, si può concludere che questa forma di poligamia è molto diffusa. Tanto più che la tendenza è la stessa nell'unione libera, anch'essa sempre più frequente.

La poligamia clandestina o semi-clandestina

Uno studio di Annette Lawson, condotto nell'ambito delle classi medie americane e britanniche per dieci anni, ha concluso che quattro uomini e quattro donne su cinque hanno o hanno avuto almeno un secondo partner sessuale. Per la donna questo avviene in media dopo 4,5 anni di matrimonio. Per l'uomo, dopo 5,2 anni.
Prendere coscienza delle cifre è prendere coscienza della profondità del mutamento in cui siamo coinvolti.
È venuto il momento di ammettere che allattamento materno e strutture familiari non possono essere analizzati separatamente. Sono due temi che non si possono più eludere, per timore di scandalizzare, nel momento in cui la salvezza del pianeta è minacciata dall'apprendista stregone uscito dalla società

occidentale, o ispirato da lei. Sono due temi che impongono la formulazione di domande nuove, come queste: che tipo di famiglia soddisfa nel modo migliore i bisogni fondamentali del piccolo del mammifero umano? In che misura la famiglia nucleare, in quanto modello, è sostenuta dalla nascita (e dalla morte) in ospedale?

Il tempo delle ninne nanne

Se si pensa a quanto sia elegante oggi predicare l'umanizzazione della nascita, le nostre argomentazioni appaiono veramente scandalose. Come se il vero problema fosse davvero quello di rendere la nascita più 'umana'.

La madre che mette al mondo il suo bambino ha bisogno di intimità, di non sentirsi osservata. Il bambino appena nato ha bisogno di attaccarsi alla pelle della madre, al suo odore, al suo seno... bisogni condivisi da molte specie di mammiferi... bisogni che gli esseri umani hanno imparato a trascurare, a ignorare, addirittura a negare.
Le società umane, la tribù, la famiglia allargata, i padri, hanno molte lezioni da imparare dai nostri cugini vicini e remoti.
Non stiamo a preoccuparci per l'umanizzazione.

Quando i gruppi umani avranno ritrovato la loro funzione di proteggere la madre e il suo bambino, invece di immischiarsi nel loro rapporto, l'umanizzazione verrà. La madre utilizzerà la libertà delle braccia e delle mani caratteristica della nostra specie... scoprirà il piacere di cullare. La madre saprà accompagnare il ritmo del cullare con suoni melodiosi, con le parole... rinascerà la vera lingua materna... quella delle ninne nanne.

Bibliografia

L’alba della post-elettronica

A. Prentice, T. Lind *Fetal heart rate monitoring during labour - too frequent intervention, too little benefit*, in ‘Lancet’, 1987, ii, 1375-77.
N. Newton, D. Foshee, M. Newton *Parturient mice: effect of environment on labor*, in ‘Science’, 1996, 151, 1560-61.

L’ospedale di domani

M. Odent *Ecologia della nascita*, red!, Milano, 1989.
M. Odent *A misura di bambino*, Emme, Milano, 1977.

Il riflesso di eiezione del feto

M. Odent *The fetus ejection reflex*, in ‘Birth’, 1987, 14, 104-5.
N. Newton *The fetus ejection reflex revisited*, in ‘Birth’, 1987, 14, 106-8.
M. Odent *The role of fear during labour*, ‘9th International Congress of Psychosomatic Obstetrics and Gynecology, Amsterdam’, Parthenon, 1989.
N. Newton, M. Newton *Relation of the let-down reflex to the ability to breatsfeed*, in ‘Pediatrics’, 1950, 5, 726-33.

M. Odent *Birth under water*, in 'Lancet', 1983, ii, 1476-7.
M. Embry *Observations sur un accouchement terminé dans le bain*, in 'Annales de la société de médicine pratique', 1805, 5, 13.
J.-C. Bonnefois *Voyage au Canada fait depuis l'an 1751 à 1761*, Aubier-Montaigne, Parigi, 1978.

Il vecchio e il nuovo

M.-L. Aucher *L'Aubre de sens - cahiers du nouveau-né*, 5, in 'Les maternités chantantes', Stock, 1981.
M. Odent *What is health? Towards an ontogenic definition*, in 'International Journal of Prenatal and Perinatal Studies', 1989, 47-9.

Colostro e civiltà

R.A. Gibson *Fatty acid composition of human colostrum and mature breast milk*, in 'The American Journal of Clinical Nutrition', 1981, 34, 252-7.
V. Tildes *Breast, Bottles and Babies - a history of infant feeding*, Edinburgh University Press, 1986.
N. Baumslag *Advances in International Maternal and Child Health*, in 'Breastfeeding Cultural Practices and Variation', Clarendon Press, 1987, 7.
E. Shaw, J. Darling *Accoppiarsi, che spasso*, Mondadori, Milano, 1987.
L.-M. Gartner *Breastfeeding in Korea*, in 'Breastfeeding Abstracts', La Leche League, 1987, 7-2.
M. Odent *Newborn weight loss*, in 'Mothering', gennaio 1989.

L'ormone dell'amore

G.E. Egli, M. Newton *Transport of carbon particles in the human female reproductive tract*, in 'Fertility and Sterility', 1961, 12, 151-5.
N. Newton *Clinical Psychoneuro-endocrinology in Reproduction: Proceeding of the Serono Symposia*, in 'The role of the oxytocin reflexes in breastfeeding', Academic Press, 1978.
S. Takeda, Y. Kuwabara, M. Mizuno *Concentrations and origin of oxytocin in breast milk*, in 'Endocrinology Japan', 1986, 33, 821-6.
R. Arletti et al. *Oxytocin improves copulatory behavior in rats*, in 'Hormones and Behavior', 1985, 19, 14-20.
N. Newton, C. Modahl *New frontiers of oxytocin research*, '9th International Congress of Psychosomatic Obstetrics and Gynecology, Amsterdam', Parthenon, 1989.
K. Uvnas-Moberg *Hormone release in relation to physiological ans psychological changes in pregnant and breastfeeding women*, '9th International Congress of Psychosomatic Obstetrics and Gynecology, Amsterdam', Parthenon, 1989.
J.-C. Verbalis et al. *Oxytocin secretion in response to cholecystokinin and food*, in 'Science', 1986, 232, 1417-19.

Allattamento e monogamia

J. Cairncross *After Polygamy Was Made a Sin: the social history of Christian polygamy*, Routledge and Kegan Paul, Londra, 1974.
J. Leonard, A. e D. Bitton *The Mormon Experience: a history of the Latter Day Saints*, University of Illinois Press, Urbana, 1992.

E. Hillman *Polygamy Reconsidered: African plural marriage and the Christian churches*, Orbis, New York, 1975.
J.-F. Mayer *Etre chrétien... et polygame?*, in 'Rebis', 1985.
F. Engels *L'origine della famiglia*, Editori Riuniti, Roma, 1973.
J.-E. Chappell et al. *Trans fatty acids in human milk liquids: influence of maternal diet and weight loss*, in 'American Journal of Clinical Nutrition', 1985, 42, 49-56.
D.A. Finley et al. *Breast milk composition: fat content and fatty acid composition in vegetarians and non-vegetarians*, in 'American Journal of Clinical Nutrition', 1985, 41, 787-800.
B. Koletzko et al. *Fatty acid composition of mature milk in Germany*, in 'American Journal of Clinical Nutrition', 1988, 47, 954-9.
A. Lawson *An Analysis of Love and Betrayal*, Basic Books, New York, 1988.

Ulteriori letture e indirizzi utili

M. Odent *Primal Health*, Clairview, East Sussex.
S. Kitzinger *La gioia della nascita*, Bompiani, Milano.
S. Kitzinger *Libertà della nascita*, Bompiani, Milano.
S. Kitzinger *Il bambino, l'attesa e la nascita*, Mondadori, Milano.
F. Leboyer *L'arte del respiro*, IPSA, Palermo.
F. Leboyer *Canto e respirazione energetica*, red!, Milano (libro con Cd).
F. Leboyer *Il rito della nascita*, red!, Milano (libro con Dvd).
F. Leboyer *Nascere e Shantala*, red!, Milano (libro con Dvd).
J. Balaskas, Y. Gordon *Avremo un bambino*, red!, Milano.
J. Balaskas *Audiocorso per il parto attivo*, red!, Milano (libro con Cd).

J. Balaskas *Manuale del parto attivo*, red!, Milano.
J. Balaskas *Manuale pratico di yoga per il parto*, red!, Milano.
L. Braibanti *Parto e nascita senza violenza*, red!, Milano.
P. Di Pietro *Gravidanza e parto in piena salute*, red!, Milano.

Il luogo del parto e l'accoglienza del bambino

M.Odent *A misura di bambino*, Emme, Milano.
F. Pizzini (a cura di) *Sulla scena del parto: luoghi, figure, pratiche*, Franco Angeli, Milano.
S. Kitzinger *Il manuale del parto in casa*, red!, Milano.
E. Sidenbladh *Nascere nell'acqua*, red!, Milano.
AA.VV. *Le culture del parto*, Feltrinelli, Milano.
S. Kitzinger *Come far nascere un bambino*, Casa Editrice Ambrosiana.
F. Leboyer *Per una nascita senza violenza*, Bompiani, Milano.
F. Leboyer *Dalla luce il bambino*, Bompiani, Milano.
L. Braibanti, P. Braibanti *Nascere meglio*, Editori Riuniti, Roma.
M. Campiotti *Nascere dolce*, Emme, Milano.
G. Honegger Fresco *Il neonato, con amore*, Ferro, Milano.
A.M. Dell'Antonio, R. Paludetto *Il bambino nato pretermine*, Armando, Roma.

Per informazioni sugli ospedali in cui è possibile, in Italia, partorire con un'assistenza più rispettosa della natura dell'evento o su ostetriche che seguono i parti in casa, è utile rivolgersi alle seguenti associazioni.

Il Marsupio - Scuola elementale di Arte Ostetrica
via Cairoli 46, 50134 Firenze
www.marsupioscuola.it

Il Melograno - Centri informazione Maternità e Nascita
www.ilmelograno.org; info@melograno.org

MIPA -Movimento Internazionale Parto Attivo
via Castello 107, 25080 Serle (BS)
www.mipaonline.com; info@mipaonline.com

La Lunanuova - Studio ostetriche e Associazione culturale
via Settembrini 3, 20124 Milano
www.lalunanuova.it; info@lalunanuova.it

Associazione Nazionale Culturale Ostetriche Parto a Domicilio
via Comi 57, Induno Olona (VA)
info@nascereincasa; www.nascereacasa.it

Maternità e allattamento

In Italia è presente, come in molti altri Paesi, la Lega per l'allattamento materno (sezione di La Leche League International), un'organizzazione basata sul lavoro volontario di molte madri per la diffusione e l'assistenza dell'allattamento al seno.
Per informazioni sui gruppi locali e sulle pubblicazioni dedicate a temi specifici: www.lllitalia.org.

AA.VV. *L'arte dell'allattamento materno*, La Leche League, Firenze.
AA. VV. *Enciclopedia del bambino*, Boroli Editore, Milano.
A. Zocco *Salute e bellezza del seno*, red!, Milano.
A. Zocco *In forma dopo il parto*, red!, Milano.
M. Messenger *Ritorno al seno*, Longanesi, Milano.
A.M. Gioacchini, A. Ingegno, R. Prosperi Porta, R. Scalisi *Quando vola la cicogna*, Franco Angeli, Milano.

G. Zappa *Guida alla prescrizione dei farmaci durante l'allattamento*, McGraw Hill, Milano.
T. Valpiana *Alimentazione naturale del bambino*, red!, Milano.
T. Valpiana, M. Parona, *Le ricette per l'alimentazione naturale del bambino*, red!, Milano.
M. Thirion *Primi momenti, grandi scoperte*, red!, Milano.
G. Honegger Fresco *Abbiamo un bambino*, red!, Milano.

Il neonato, il bambino piccolo

F. Leboyer *Shantala*, Bompiani, Milano.
M. Montessori *Educazione per un mondo nuovo*, Garzanti, Milano.
N. ed E. Klaus *Venire al mondo*, Il Pensiero Scientifico, Roma.
P. Poquet, F. Gardair *Giochi, giocattoli, carezze*, red!, Milano.
M. Segal *Il mio bambino da 0 a 1 anno*, red!, Milano.
P. Di Pietro *Tutto sul mio bambino*, red!, Milano.
E. Corsi *Il libro del massaggio per i bambini*, red!, Milano.
N. Laniado *Quando il bebè piange*, red!, Milano.
N. Laniado *Come rendere felice un bambino nel primo anno di vita*, red!, Milano.
G. Trapani *Bambino sempre sano*, red!, Milano.
F. Dolto *Le parole dei bambini*, red!, Milano.
AA.VV. *La salute del mio bambino*, red!, Milano.
R. Bourgarit *Omeopatia per i vostri bambini*, red!, Milano.
A. Auckett *Massaggio per i vostri bambini*, red!, Milano.

Sugli animali

J. Goodall *Assassini innocenti*, Rizzoli, Milano.
J. Goodall *Il popolo degli scimpanzé*, Rizzoli, Milano.

Indice

5 Introduzione
5 Prefazione alla prima edizione italiana
6 Prefazione alla seconda edizione

11 Radici profonde
12 Una coscienza ecologica
13 Il parto: un processo involontario
15 Domande semplici, risposte difficili

17 L'alba dell'era post-elettronica
18 Gli effetti dell'ambiente sul parto
20 Il bisogno di intimità

22 L'ospedale di domani
22 Un luogo familiare
24 Un territorio unico
27 Un processo guidato dal cervello
28 Progetti futuri

30 Su un altro pianeta
30 Un affare da donne?
35 Evitare nuove regole
36 Proteggersi dalla presenza degli uomini

39 Il riflesso di eiezione del feto

40 L'arte di non disturbare
41 Il ruolo dell'adrenalina
43 Un fattore scatenante
47 La complessità del parto
49 Cambiare abitudini
50 Non disturbare il primo contatto
51 Facilitare il secondamento

53 I gatti

53 L'istinto del nido
56 Implicazioni pratiche
58 Una curiosa correlazione
60 Influenze da valutare

63 Il vecchio e il nuovo

63 La dualità del cervello umano
64 La neocorteccia 'a riposo'
64 Il periodo primario
65 Due sapienze diverse
67 Necessità diverse
68 Il canto
70 L'acqua
72 Il concetto di salute
76 La nascita dell'uomo ecologico
78 La sapienza dell'istinto

80 Colostro e civiltà

80 Un concentrato di anticorpi
81 L'azione immunitaria
82 L'azione di rinforzo
82 L'importanza degli acidi grassi insaturi
83 Il neonato sa trovare il colostro

84 Il colostro, sostanza ‘sospetta’
88 Primi riconoscimenti
90 I motivi dell’atteggiamento negativo
92 L’istinto ecologico
93 La rivoluzione del colostro
95 La negazione del bisogno di intimità
98 Beneficiari privilegiati
100 I bambini dell’era del colostro

103 Foto e video

105 Le levatrici

112 L’ormone dell’amore

113 Un equilibrio ormonale particolare
114 Una strada per conoscerci meglio
116 Tendenze collettive

117 Allattamento e monogamia

117 La durata dell’allattamento
119 Difficoltà per la coppia
120 Il matrimonio monogamico
121 La società poligamica
122 Il controllo della sessualità
125 Le priorità dell’allattamento
127 La riscoperta del valore dell’allattamento
128 Gli acidi grassi nell’alimentazione umana
130 Riconsiderare gli atteggiamenti

133 Il tempo delle ninne nanne

134 Bibliografia

Made in the USA
Las Vegas, NV
10 April 2026

45169383R00085